120세 시대의
비밀노트

내 몸이 나를
치료한다

북오션은 책에 관한 아이디어와 원고를 설레는 마음으로 기다리고 있습니다. 책으로 만들고 싶은 아이디어가 있으신 분은 이메일(bookrose@naver.com)로 간단한 개요와 취지, 연락처 등을 보내주세요. 머뭇거리지 말고 문을 두드리세요. 길이 열릴 것입니다.

120세 시대의
비밀노트

내 몸이 나를 치료한다

초판 1쇄 인쇄 | 2012년 8월 10일
초판 1쇄 발행 | 2012년 8월 17일
지은이 | 한국줄기세포뱅크 중앙연구소
펴낸이 | 박영욱
펴낸곳 | 북오션

경영총괄 | 정희숙
책임편집 | 이상모
편집 | 임은희 · 주재명 · 권기우
마케팅 | 최석진
표지 및 본문 디자인 | 최희선
디자인 | 서정희

주 소 | 서울시 마포구 서교동 468-2번지
이메일 | bookrose@naver.com
트위터 | @Book_ocean
페이스북 | bookocean
카 페 | http://cafe.naver.com/bookrose
전 화 | 편집문의 : 02-325-5352   영업문의 : 02-322-6709
팩 스 | 02-3143-3964

출판신고번호 | 제313-2007-000197호

ISBN 978-89-93662-74-0 (13510)

120세 시대의 비밀노트

내 몸이 나를 치료한다

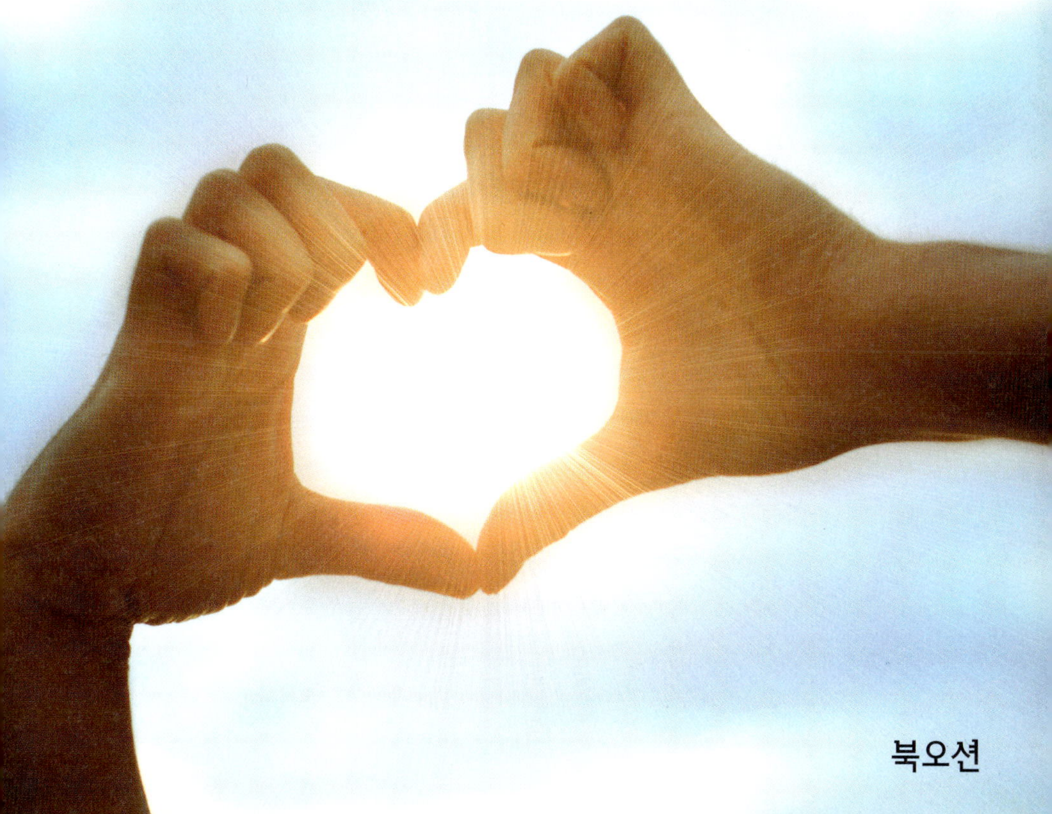

북오션

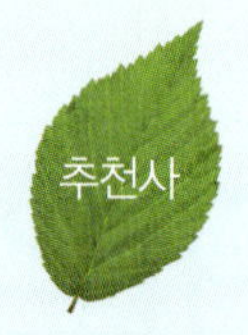

우리 몸의 정전에 대비한
사용설명서

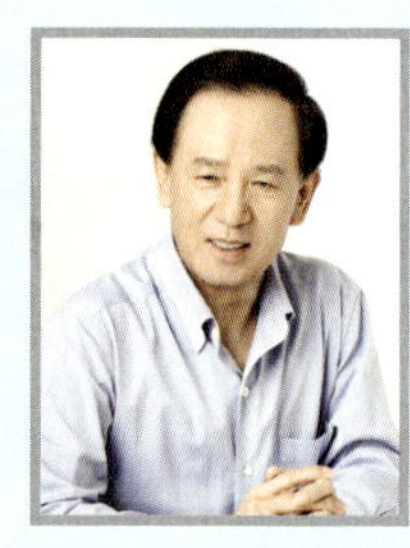

안녕하십니까.

얼마 전 때 이른 무더위에 지쳐있던 중 지인이 첫 수확이라며 감자 한 상자를 보내주었습니다. 더위와 가뭄에도 이른 봄에 심었던 감자는 무럭무럭 자라 굵어졌나봅니다. 땅 위로 올라와 상자에 담겨 보내진 뽀얀 감자를 보니 참으로 대견했습니다.

전력 수급이 비상이고 물이 부족하다고 난리였습니다.

지난 해 블랙아웃을 한차례 겪고 난 후 올해는 정전대비훈련을 실시하기도 했습니다.

지금 당장 전기가 없어 선풍기에서 시원한 바람이 나오지 않고, 라디오에서 소리가 나오지 않는 것은 아닙니다. 하지만 만약 또다시 블랙아웃이 일어난다면 도시의 가로등과 네온사인이 꺼지고 가정의 전기

제품들이 작동을 멈출 것이고 금융거래도 중단되겠지요. 우리의 모든 생활이 '멈춤' 상태가 되는 것입니다. 그래서 미리 대비하고 준비하기 위해 정전대비훈련을 실시하는 것입니다.

우리의 몸도 이와 같지 않을까 생각합니다.

지금 당장 우리 몸이 아프지 않고, 불편하지 않더라도 언제 어떻게 정전이 되듯 기능을 멈출지도 모릅니다. 그러니 미리 우리 몸이 정전이 되지 않도록 대비해야 하지 않을까요.

이처럼 건강할 때에 우리 몸의 줄기세포를 보관하여 아플 때 치료에 이용할 수 있도록 연구하는 한국줄기세포뱅크에서 발간한 이번 책은 우리가 어떻게 대비하고 준비해야 하는지 알려줍니다. 그런 의미에서 참으로 고맙고 반가운 내용들입니다.

정전도, 지진도, 화재도, 홍수도 모두 대비하면서 정작 가장 중요한 우리 몸에 대해서는 무방비 상태로 지내고 있습니다. 부디 이 책을 통해 우리의 건강을 위해 가장 먼저 무엇을 준비해야 하는지 느낄 수 있기를 바랍니다.

머지않아 선선한 가을바람은 어김없이 우리 곁에 다가오겠지요.

이 여름 지치지 마시고 끝까지 건강하고 활기차게 지내시기 바랍니다.

김홍신(소설가, 건국대 석좌교수)

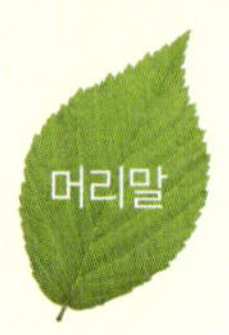

희망이라는 것

많은 공상과학 소설이나 영화를 보면 미래는 상당히 암울하고 인간성은 상실된다. 복제인간은 인간을 위협하고, 기계의 발달은 인류의 멸망을 초래한다. 언제나 인간이 이기기는 하지만 시대를 아우르는 세계관은 디스토피아에 가깝다.

현실을 돌아보자. 과연 그럴까? 소설이나 영화는 재미를 추구하는 장르다. 갈등이 없으면 재미있는 영화를 만들 수 없다. 질문을 다시 해보자. 하반신 불구의 장애인이 다시 일어나 가족을 위해 직장에 나가고, 암에 걸려 죽어가던 위대한 시인이 다시 일어나 노래를 하는 것이 인류에게 불행일까?

다시 영화 이야기로 돌아가 보자. 영화에서라면 '갈등'을 만들기 위해, 장애인을 일으키고 시인을 노래하게 하는 데 누군가의 희생이 있었다는 설정을 만들 것이다. 영화 〈아일랜드〉의 복제인간처럼, 혹은 〈어메이징 스파이더맨〉의 돌연변이 리자드맨처럼 말이다.

그러나 어느 누군가의 희생도 없이, 자기 스스로 치료가 된다면 갈등 구조는 사라진다. 어떤 갈등 구조도 없이 스스로 일어서게 하는 힘, 우리는 그것을 희망이라고 부른다.

인류가 등장한 것은 350만 년 전이다. 그러나 지금과 같은 극적인 발달을 가져온 지는 채 100년이 되지 않았다. 공교롭게도 인류의 발전 시기와 인간의 평균 수명이 늘어나던 시기는 겹친다. 평균수명이 그리스 로마 시대에는 19세, 18세기는 26세, 19세기 34세라는 연구 결과도 있다. 현재 우리나라의 평균수명은 남녀 편차가 있지만 78세에서 84세다. 의학과 과학이 발달했기 때문에 인류의 수명이 늘어난 것이 아니다. 그 반대의 현상도 동시에 일어난다.

인간의 생명이 길어지면서 지식의 전달과 발전이 좀 더 용이해졌다. 동시대의 가장 뛰어난 지식을 지닌 사람이 더욱 많이 연구하고 지식을 전달할 수 있는 시간의 여유가 생긴 것이다. 동시대에서 가장 뛰어난 연구 업적을 달성한 사람에게 수여하는 노벨 화학상과 물리학상 수상자의 나이가 20세기 후반으로 오면서 60세 이후로 높아졌다. 20세기 초반까지만 하더라도 평균 나이는 45세였다. 약 15년이라는 연구 기간이 늘어난 것이다.

그 기간을 이용해서 인간은 위대한 발전을 해왔다. 생명이 늘어난다는 말은 결국 개인의 욕심이 늘어나는 것이 아니라 인류가 발전하는 희망이 커진다는 말과 동격이다. 영화에 현혹될 필요 없이 우리는 희망을 키울 기회를 잡아야 한다.

현재 인류가 무병장수하고 어떤 이의 희생도 필요 없게 하는 연구에 가장 가깝게 다가선 분야는 줄기세포다. 줄기세포는 우리 몸의 어떤 세포로도 분화할 수 있다. 우리 몸의 어떤 장기, 어떤 세포로도 바뀔 수 있기 때문에 줄기세포를 배양하여 우리 몸의 일부와 대치할 수 있다는 말이다.

건강할 때 내 몸 속에 있는 줄기세포 일부를 저장해 두었다가 몸에 문제가 생기면 그 줄기세포를 꺼내서 사용할 수 있다. 마치 은행에 예금을 들었다가 돈이 필요할 때 꺼내 쓰거나, 혹은 보험을 들어두는 것과 같다.

아마도 누군가 기초적인 설명 없이 이런 말을 했다면 공상과학 영화에나 나오는 말이라고 치부하거나, 이런 말을 하는 사람의 인상이 조금 의심스럽게 생겼다면 사기꾼이라고 고소를 할지도 모르겠다. 하지만 지금까지 말한 것은 엄연히 현실에서 일어나고 있는 일이고 연구되고 있는 일이다. 혹시라도 어떤 선량한 연구가가 사기꾼으로 고발되는 일이 없도록 하기 위하여 이 책을 집필하였다.

이 책에서는 현재 줄기세포 연구, 특히 성체줄기세포(난소나 제대혈에서 추출하는 것이 아닌 일반 세포에서 추출할 수 있는 줄기세포)에 대한 연구가 어디까지 진행되어 있고, 어떤 병을 치료하는 데 기여하는지를 상세하게 밝혔다. 또한 그럼으로써 인간이 건강하게 생명을 이어나갈 수 있는 희망이 얼마나 커지고 있는지 알 수 있을 것이다.

다시 한 번 단언하건대, 인간의 생명 연장은 그 자체로서 인류에게 축복이다. 축복을 기정사실화하여 그에 알맞은 삶에 대한 준비를 한다면 그 축복은 우리 모두의 것이다. 그 일을 이 책에서 설명하는 줄기세포가 도와줄 것이다.

Contents

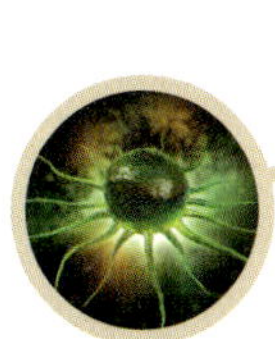
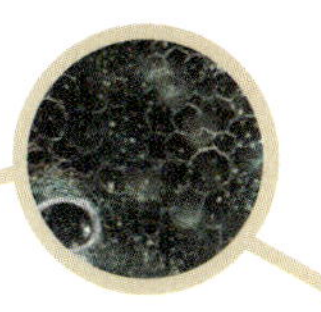
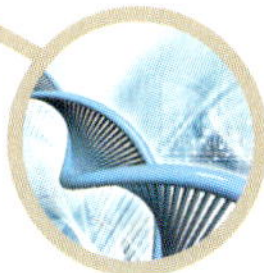

3부_ 줄기세포 치료

1부

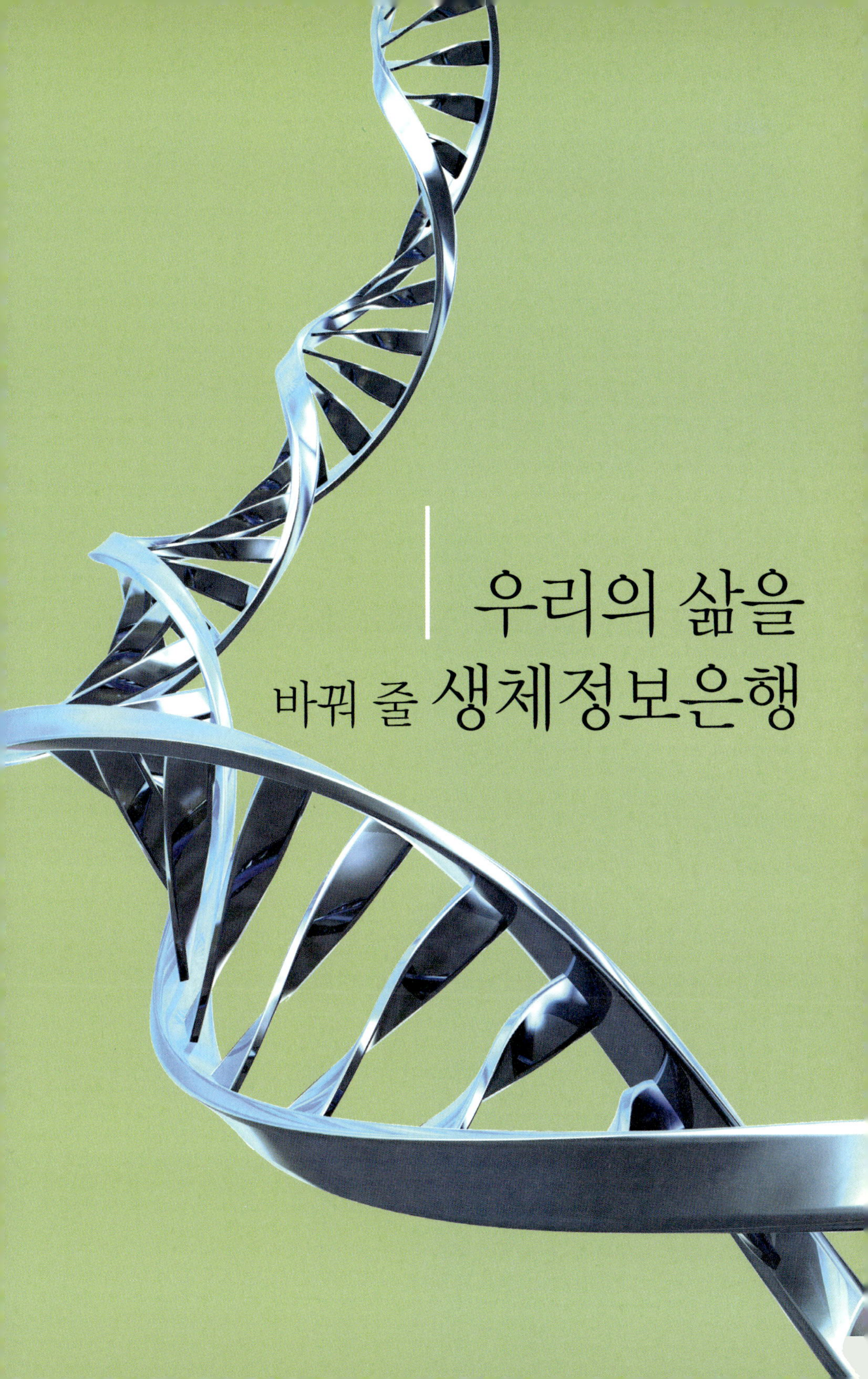

우리의 삶을
바꿔 줄 생체정보은행

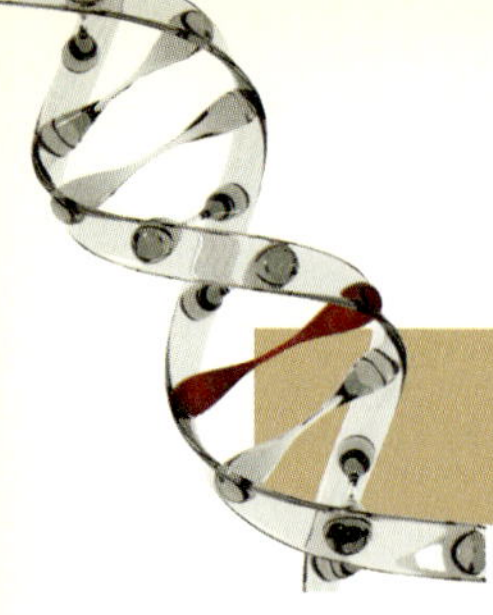

01 새로운 치료법의 탄생

: : 급격한 사회의 변화가 보여주는 건강 적신호

사람이 가진 삶에 대한 가치의 기준은 시대가 지나감에 따라 변화하지만 궁극적인 목적은 편안하고 안락한 삶을 영위하는 것이다. 지난 세기 삶의 목적이 의식주 해결 위주였다면 물질의 풍요가 넘쳐나는 현 시대에서 삶의 목적은 건강하게 오랫동안 높은 삶의 질을 추구하는 방향으로 전환되고 있다. 우리는 이러한 의식 전환을 현재 유행하고 있는 친환경, 웰빙(well-being) 등과 같은 단어에서 유추할 수 있다.

과거 편안한 주거를 위해 지어진 콘크리트 건물이 공기를 혼탁하게 하고 다양한 피부 질환을 일으키는 등의 부작용을 야기하면서 최근 많은 사람들이 토담집이나 목재를 이용한 거주 형태에 관심을 기울인다. 특히 보존과 가공법의 발달로 음식이 풍부해졌지만, 늘어난 칼로리와 식품첨가물이 비만과 당뇨병, 암 등 다양한 질환의 원인으로 밝혀지면

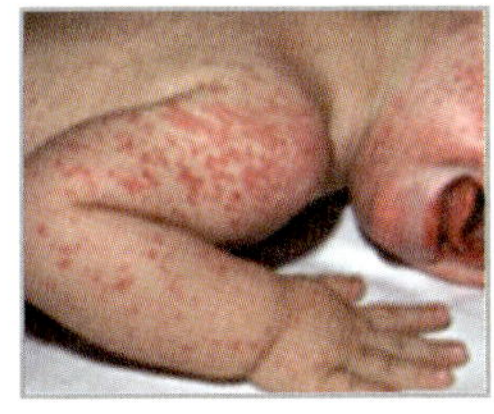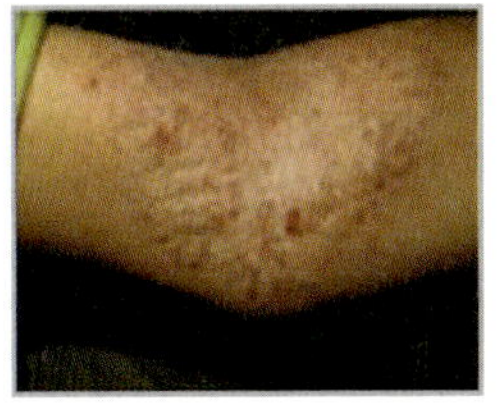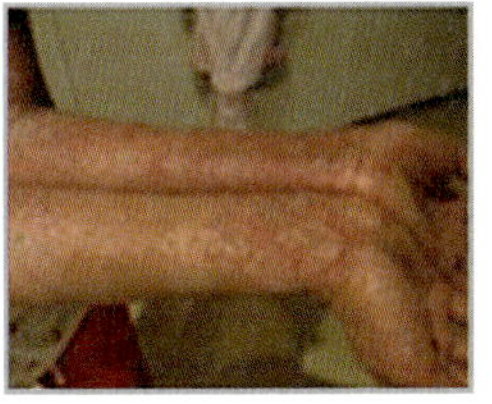

서 점점 많은 사람들이 친환경이나 근거리 먹거리들에 관심을 기울이고 있다. 교통의 발전은 시간 절약과 물류의 빠른 이동에 영향을 미쳤으나 전염병이나 풍토병이 급격히 확산되는 부작용도 있다.

이와 같은 산업화의 급격한 발전은 주거 형태, 먹거리, 교통 환경 등에 많은 변화를 줌으로서 안락하고 편리한 생활을 보장하지만 그 부작용으로 나타나는 건강상의 문제도 무시할 수 없는 것이다. 그 대처 방안으로 도심 내 공원 조성이나 에너지 사용 및 식품첨가물의 규제와 같은 많은 안전장치들이 마련되었으나 우리의 건강을 위협하는 요소들로부터 완전히 벗어날 수는 없다.

최근 의학이 발달하면서 다양한 질환을 예측하고 치료가 가능하게 되면서 평균 수명도 많이 연장되었다. 하지만 위에서 언급한 산업화의 영향으로 기존에 발병되지 않았던 새로운 질환이 끊임없이 등장하여 우리의 삶에 영향을 주고 있으며, 기존 의학을 이용한 치료에는 서서히 한계가 나타나기 시작하였다. 통계청이 발표한 '2010년도 사망원인 통계 결과' 보고서에 의하면 과거에는 발병 빈도가 낮았던 암, 뇌혈관 질환, 심장 질환에 의한 사망자가 총 사망자 중 47.8%를 차지하였다. 이런 결과는 식생활이나 주변 환경의 변화가 큰 영향을 미친 것으로 생각된다.

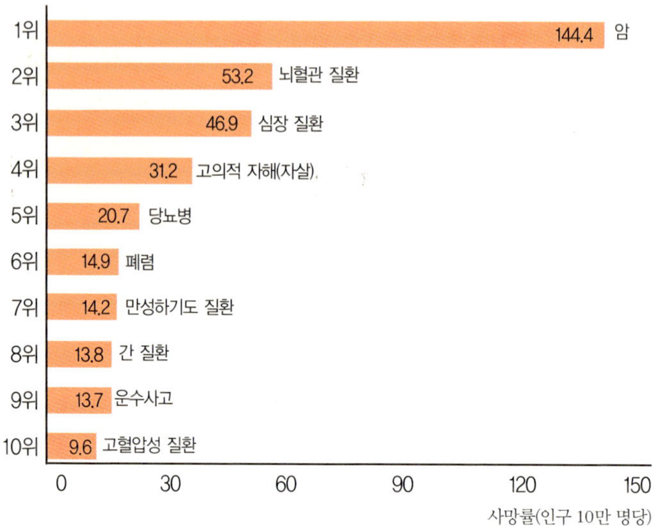

의학의 발달에도 불구하고 주요 질환 사망률 지속 증가(2010, 통계청)

： ： 불치병에서의 기적

종종 우리는 언론이나 주변 사람들의 소문을 통해 병원에서도 치료를 포기한 사람들이 어느날 갑자기 병이 나았다는 소리를 듣는 경우가 종종 있다. 이런 소문은 유사 질환에 시달리고 있는 환자들에게 한 가닥 희망을 안겨주며 그 치료법을 알려고 노력하게 한다.

대부분의 이야기가 산에서 무슨 버섯을 먹고 나았다든가 아니면 어느 알 수 없는 한약을 먹고 나았다든가 하여 약효가 있다고 주장된 버섯을 구해 먹거나 한약을 구해 먹으려는 불치병 환자들을 종종 볼 수 있다. 이런 경우 대부분이 근거 없는 이야기이며 사기일 가능성이 높지만, 일부 완치된 사람들이 있는 것으로 보면 전혀 근거 없는 이야기는 아닐 것으로 생각된다. 그 이유는 탁솔(taxol)등과 같은 항암제의 대부분이 식물에서 추출된 물질이라는 점에서 보면 불치병 환자들이 왜 산으로 들어가서 간혹 완치가 되는지 어느 정도 짐작할 수 있기도 하다.

하지만 이런 기적은 모든 이에게 동일하게 적용되지 않는다. 동일한 방법으로 똑같이 먹고 행동하더라도 병이 낫는 사람이 있고 그렇지 않은 사람이 존재한다. 그 이유는 아마 사람마다 체질이나 형질이 달라 동일한 약물에도 사람의 몸에 효과가 다르게 나타나기 때문이다.

최근에 이런 목적의 일환으로 유전자 분석 학문이 발달해 유전 형질이 다음 세대로 어떻게 전달되고 그 전달된 형질이 어떤 식으로 작용하는 지에 대한 유추가 가능해졌다. 특히 유전병인 경우 그 형질에 대한 발병 조건이나 시기 등을 알 수 있으므로 빠르게 진단하고 예방할 수 있다.

과거 임상학적 경험을 통한 체질별 분류에 의존해야 했던 연구가 더 많은 기술과 장비의 발전으로 인해 많은 유전자 정보의 수집 및 분석을 통해 유전자 특성에 따라 분류하는 것이 가능해졌다. 이를 바탕으로 최근 각종 질환에 대한 예방 및 치료법 개발이 가능해질 것으로 생각된다.

최근 신종 질환 및 불치병의 증가와 이에 대한 치료법을 개발하기 위해서 많은 노력을 하고 있다. 하지만 유전자 자체에 문제가 있는 경우 치료법 개발에 상당한 어려움을 겪고 있다. 하지만 최근 많은 유전 정보가 밝혀지고 그에 따른 자료의 축적을 통해 질환 유전자에 대한 치료를 가능하게 하는 세포 치료에 근본을 둔 방법에 관심이 몰리고 있으며 이를 바이오 의약품의 차세대 치료제라고 부른다.

세포 치료의 근간이 되는 줄기세포 연구는 1957년 골수 이식 성공으로 가능성이 제시된 이후, 1998년 미국 위스콘신대의 톰슨(Thomson) 그룹이 인간의 배아줄기세포를 수립하는 데 성공하면서 인간 배아줄기세포 연구의 새로운 계기가 마련되었다.

최근 줄기세포 연구는 다양한 종류의 성체줄기세포들에서 다분화 기능이 발견되면서 장기 재생을 위한 줄기세포의 활용 가능성에 대한 연구가 본격화되기 시작했다. 인간 배아줄기세포의 수립 이후 10년이 지난 2007년에 일본 교토대의 야마나카(Yamanaka)팀이 역분화 유전인자를 이용하여 인간 체세포로부터 유도된 전능성 줄기세포(induced pluripotent stem cell 혹은 iPS cell) 제조에 성공하는 등 줄기세포 분야의 급속한 발전이 이루어지고 있다. 이런 줄기세포 연구의 발전은 그동안 배아줄기세포 연구에 꼬리표처럼 따라다녔던 윤리논쟁에서 벗어날 수 있게 되었다.

| 줄기세포 분화도

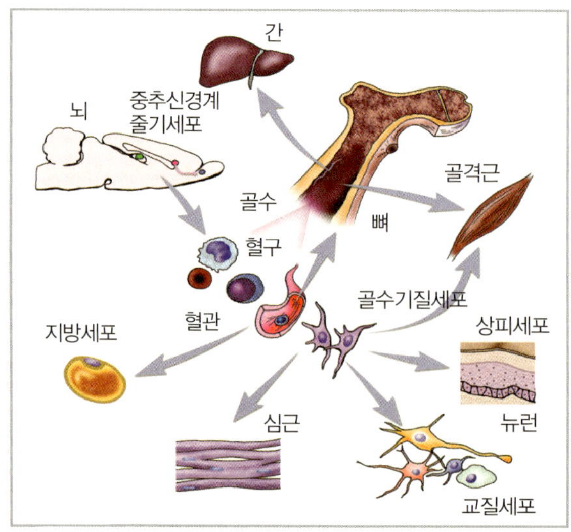

최근에는 희귀난치성 질환을 중심으로 줄기세포 치료 사례가 급증하고 있다. 그 한 예로 '버거씨병'은 염증이 발생해 말초동맥이 막히는 병으로 피부조직이 괴사되고 심할 경우에 신체 일부분을 절단해야 한다. 발병 원인은 확실히 밝혀지지 않았지만 줄기세포를 이용하여 치료하는 새로운 길이 제시되었다. 버거씨병 환자를 대상으로 줄기세포를 직접 주사하였더니 새로운 혈관이 생성되고 통증이 완화되었으며 합병증도 발생하지 않았다.

또한 면역치료법도 성행하고 있는데 면역은 외부 공격에 대한 자기 방어 시스템으로 우리 몸을 보호하는 기능

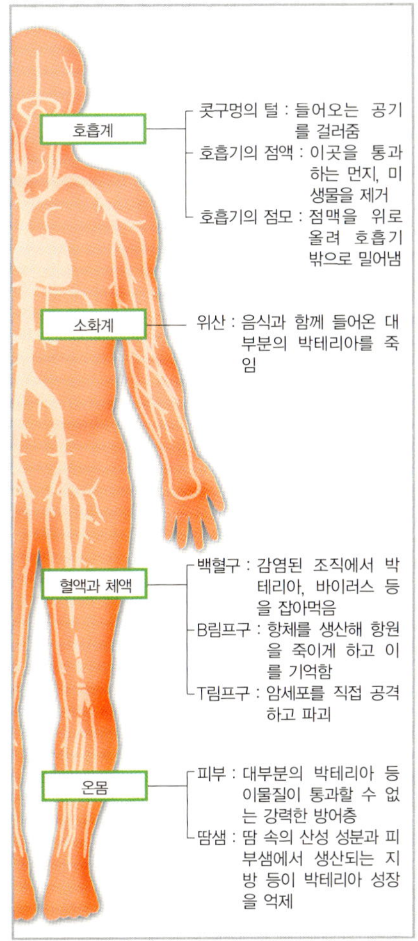

| 인체 면역계의 구성

을 한다. 우리는 흔히 일상생활에서 어떤 일, 특히 나쁜 상황(상사의 잔소리, 하기 싫은 업무, 조건이 나쁜 환경 등)에 익숙해져서 그 상황을 잘 대처해 나간다는 의미로 종종 면역이란 단어를 사용하고 있다.

병원균이나 외부 물질의 침입에 대해 자기 몸을 스스로 방어하려는

원리를 이용하는 면역요법은, 자신의 혈액에서 면역세포를 분리하여 2~3주간 배양한 뒤 다시 자신의 몸 안에 면역세포를 투여하는 방법이 대표적으로 이용되고 있다.

배양한 면역세포는 더 강력한 활성을 지니고 있다. 그 한 예로 직장암을 앓고 있는 일본인 키노우치 씨(80세)는 이미 암이 폐까지 전이된 상태였기 때문에 부작용이 적은 면역요법을 선택하여 치료하였다. 면역세포는 암세포를 직접 파괴하는 능력을 지닌 세포로 환자 자신의 치료 만족도가 매우 높은 편이며 건강해지고 젊어진다고 느낀다고 한다. 실제로 키노우치 씨의 경우에는 15% 안에 들어가는 좋은 예후를 보인 사례로 종양이 축소되고 사라지는 소견을 나타내었다. 우리나라보다 일찍 고령화 사회에 접어든 일본에서는 건강에 대한 관심이 남다른 편으로, 면역요법은 '고도의료평가제도' 라는 선진의료법에 의해서 사용되고 있다.

위의 사례는 최근 방송 매체를 통해 긍정적인 효과가 관찰된 경우다. 이뿐 아니라 다양한 질환별로 치료 효과들이 여러 논문에서 발표되고 있다. 줄기세포와 면역세포에 대한 이야기는 2부에서 자세히 설명하겠다.

사회가 발달하자 새로운 질환도 늘어났다. 치료법을 개발하는 데 노력을 기울이고 있지만, 유전자 자체에 문제가 있는 경우에는 치료에 많은 어려움이 있다. 최근 세포 치료에 근본을 둔 차세대 치료법이 연구되고 있다. 가장 앞서 가고 있는 분야는 줄기세포 연구인데, 체세포에서 유도된 줄기세포를 이용한 기술이 최근 급속히 발달함에 따라 윤리 논쟁에서 벗어나면서 여러 가지 난치병 연구에 좋은 성과를 보이고 있다.

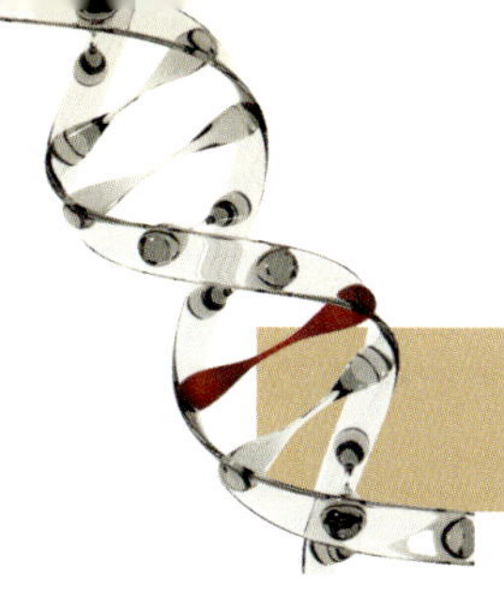

최근 미래 바이오산업의 소재이자 고부가가치 창출이 예상되는 국가 자원으로 인체자원에 대한 관심이 대두되고 있다. 인체자원은 질병의 예방과 진단, 맞춤 치료, 신약 및 신기술 개발의 핵심 요소로서 인간의 삶의 질 향상을 위한 필수적인 자원이다.

인체자원은 DNA, 인체조직, 혈액, 소변, 타액 등의 생체자원을 말하는 것으로 이러한 인체유래 자원을 관리하는 은행을 생체정보은행(또는 바이오뱅크)이라고 한다. 우리가 돈을 저축은행에 맡기듯이 우리 몸을 관리하는 은행이라고 할 수 있다.

생체정보은행은 원래 유럽의 대규모 집단 유전체 역학 연구에서 사용되어오던

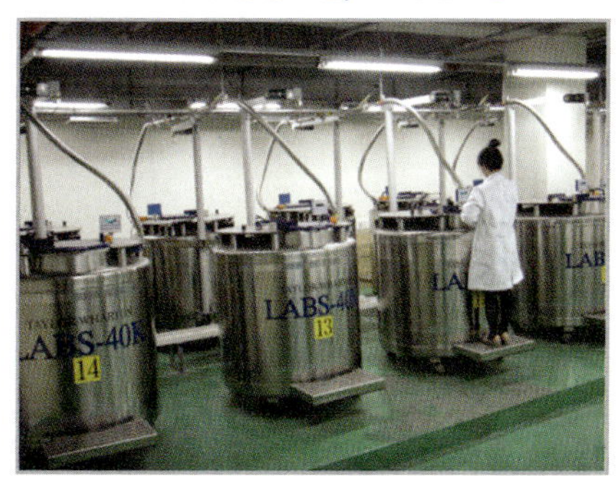

| 국립암센터의 종양은행, 액체질소탱크

인체 조직과 그와 관련된 데이터들의 대규모 집단 생체정보은행을 지칭하기 위하여 사용되었다. 가장 좁은 의미에서 생체정보은행은 유전학적 분석이 가능하도록 DNA를 추출할 수 있는 조직, 혈액, 세포 등의 인체자원만을 지칭하기도 하지만, 현재는 이러한 DNA 원천으로서의 인간 유전체 자원과 단백체 자원뿐만 아니라 그와 관련된 정보까지도 포함하는 넓은 의미로 생체정보은행이라는 용어가 사용되고 있다.

지난 1세기 동안 20세기 의학은 생명현상과 질병에 대한 분자생물학적인 이해를 바탕으로 급격한 발전을 이루어왔으며, 특히 1990년 초에 시작된 인간 게놈 프로젝트(human genome project)는 유전정보와 질병과의 인과관계를 밝힘으로써 인간의 건강과 질병 극복에 결정적인 기여를 할 것으로 예상되었다. 그러나 인간 게놈 프로젝트를 완료한 후에 인간의 30억 개의 염기서열 정보만으로 유전자 기능을 규명할 수가 없고, 대다수의 질환은 여러 유전자가 복합적으로 관여하기 때문에 소수의 유전자 변이 정보만으로는 질병과 유전자 사이의 관계를 이해할 수 없다는 사실을 알게 되었다. 이것은 유전체 연구의 종점이 아니라 오히려 맞춤 의학의 구현이라는 새로운 연구의 출발점을 만들었다. 유전체 연구는 수백 명에서 수만 명의 대규모 인체자원을 사용하여 유전정보를 생산하고 그것을 필두로 하여 질병과 환경인자 사이의 상호관계를 규명하는 연구 등을 한다.

이러한 연구들을 수행하는 궁극적인 목적은 우리가 삶을 영위하기 위해 행해지는 모든 행동이나 상태들이 유전자와 관련이 있기 때문이다. 가장 집중적으로 연구되고 있는 분야는 편안한 삶과 건강을 누리기 위한 의학 분야인 보건의료 연구이다. 당신이 어떤 질환에 걸려 병원에 가면, 먼저 의사들은 문진을 통해 가족 중에 특정 질환에 걸린 사람이 있냐고 물어볼 것이다. 이것은 질환이 유전과 매우 밀접한 관계를 가지고 있기 때문이다. 감염이나 신체 손상을 제외하고 많은 질환들이 몸에 있는 단백질이 제대로 기능을 못하거나 기능이 약화될 때 나타나고 이러한 단백질의 생성은 DNA 유전정보 전달에 의해 일어난다.

초기 생체정보은행은 조직 기반의 은행으로 검체로부터 조직을 얻어 보관하는 시스템이었으나 현재에는 혈액이나 일반인의 조직에서 샘플을 얻어 '유전자 정보'를 보관하는 방식으로 발전하고 있다. 검체로부터 조직을 얻는 방식은 환자나 사망한 사람으로부터 조직을 구하였으므로 얻을 수 있는 조직의 수 그리고 보관 방법과 자료 수집에 많은 난관을 가지고 있다. 그러나 유전자 기반의 은행이 만들어지면서 개선된 DNA 추출 및 분석 방법이 나왔고, IT 기술을 응용해 간단하게 유전정보를 얻고 수집된 자료를 다른 자료들과 비교 분석할 수 있게 되었다. 이러한 비교 분석된 자료는 많은 질환들이 인체에 존재하는 단백질의 기능이 약화되거나 이상이 발생할 시에 나타난다는 것을 알려주었다.

생체정보은행의 궁극적인 목적은 암을 비롯한 난치성 질환의 예방법과 치료법을 찾아내고 미래의 맞춤 의학치료의 기반을 창출하는 것이다. 생체정보은행은 다양한 사람들로부터 유전정보와 조직들을 수집하고, 수집된 자료를 통해 질환이나 신체에 대한 정보를 분석할 수 있게 한다. 더욱이 단순한 유전자 확보를 넘어 그 제공자들의 환경정보 (건강정보, 신체정보, 생활습관, 거주환경)도 함께 기록하여 데이터베이스화 한다. 이것을 모두 종합적으로 알아내어 유사한 유전적 구조나 병증이 나타날 때 신속하게 대처할 수 있는 치료 기반으로 제공될 수 있고 정확한 질환의 원인도 밝혀낼 수 있다.

병원에 가면 문진을 통해 가족력에 대한 이야기를 반드시 물어본다. 그만큼 우리의 건강에서 유전자가 차지하는 비중이 크기 때문이다. 생체정보은행은 이런 유전자 정보를 보관해서 그 데이터를 이용해 병을 치료하기 위해서 설립되었다. 초기에는 일체의 실제 조직을 보관하는 은행의 역할을 했으나 현재는 유전자 정보를 보관하는 방식으로 변화하고 있다. 이런 유전자의 정보가 쌓이면 쌓일수록 우리의 몸에 발생하는 병의 원인을 파악하고 치료하는 데 막대한 도움이 될 것이다.

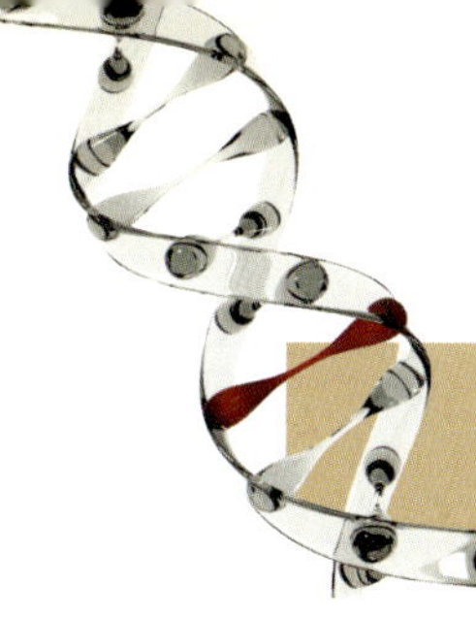

03 생체정보은행의 유용성

생체정보은행은 생명을 연구하는 인체자원 확보로 그 중요성에 대한 인식이 높아지고 있다. 어떤 특정 질환에 대한 유전정보들을 수집해 질환의 발병 시기, 발병 조건 등을 밝혀내면, 이와 유사한 유전정보를 지닌 사람들은 그 질환을 예방할 수가 있어, 질환에서 자유로워지거나 적절한 시기에 알맞은 치료를 받을 수 있다. 이러한 말들이 현실감이 없게 느껴질지 모르겠지만, 암도 초기에 발견되면 거의 완치되는 현실을 떠올린다면, 질환을 예측하고 치료한다는 것은 우리의 삶에 많은 혜택을 줄 것으로 쉽게 예측할 수 있다.

다시 말하면, 생체정보은행은 생명과학 연구의 패러다임에 부합하는 핵심적인 연구 인프라로 자리매김을 시작하였고, 미래 신종 질병이나 감염원을 조사하는데 사용되거나 유전적 변이를 기반으로 하는 개인별 맞춤 의학 구현에 매우 중요한 원천 재료로서 매우 높은 가치를 가진다.

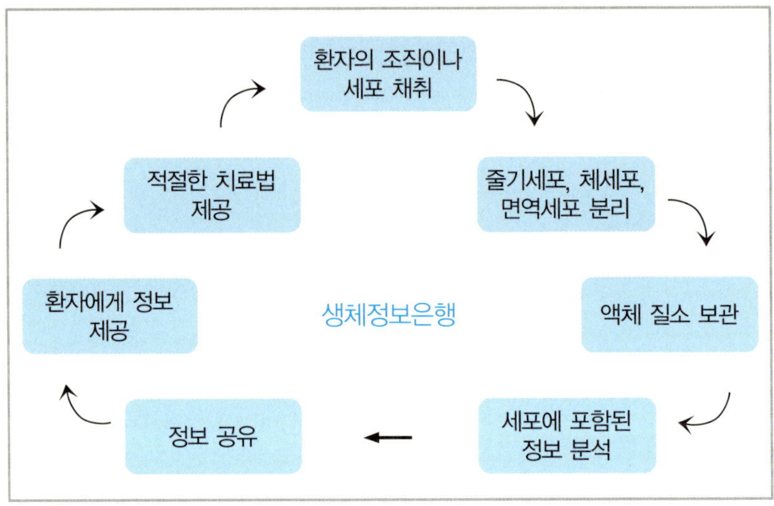

출처 : *Nature Reviews Cancer.* 2010:10;646-651

생체정보은행이 필요한 이유는 다음과 같은 예시를 통해서 확인할 수 있다.

첫째, HIV/AIDS 바이러스가 발견된 것은 1980년대 초였지만 1959년 콩고에서 확보된 혈장과 1969년에 사망한 미국 10대 청소년들의 조직샘플 및 미국 국립보건원(NIH)에 보관된 시료들을 이용하여 HIV/AIDS 발병 시기와 전파 경로에 대한 해답을 얻을 수 있었다. 생체정보는 신종 감염병이나 질환의 발생이력 조사에 이용될 수 있다.

둘째, 헌혈 당시에는 질병이 진단되지 않았지만 나중에 미지의 질병들이 새롭게 발견되는 경우가 있다. 만일에 수혈용 혈액의 일부를 장기 보관해두어 수혈을 받은 환자에게서 질병이 나타난다면 수혈에 의한 감염 여부를 판단할 수 있고, 수혈에 의한 감염이라면 수혈을 받은 더 많은 사람들의 감염여부도 쉽게 추적이 가능할 것이다. 생체정보는 미래에 발병하는 질병의 진단용으로 사용할 수 있다.

셋째, 보통 환자마다 약물 반응성에 차이가 있다. 이러한 경우는 약물에 대한 임상시험이 완결된 이후에 발견되는 경우가 허다한데, 약물 반응성이 없었던 사람의 시료를 보관해두어 유전형질 분석을 통해서 약물 반응성의 차이가 유전적 특이성에 기인한 것을 밝혀낼 수 있다. 이러한 결과들은 약물 반응성을 갖는 환자 집단에 대한 배경 연구에 쓰일 수 있다.

넷째, 개인의 유전적 변이를 규명하여 유전 특성에 따른 발암 위험도 예측 및 암 재발 가능성을 추정하여, 어떤 종류의 치료제가 그 사람에게 효과가 있는지를 판단할 수도 있다. 생체정보는 개인별 맞춤 의학의 연구에 쓰일 수 있으며, 더 나아가 개인의 건강지수를 산출하여 질병이 발생하였을 경우에 가장 적절한 치료방법까지도 제시할 수 있게 할 것이다.

| 개인별 맞춤 의학의 기대 효과

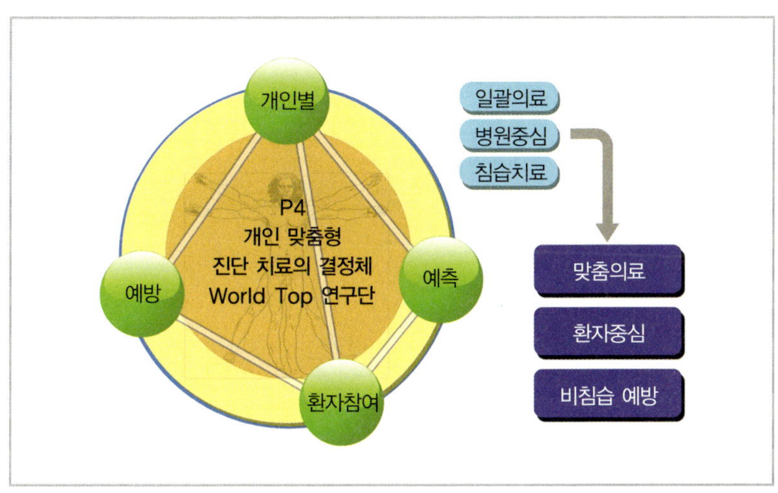

최근에는 보건의료산업 기술의 핵심 원천 재료인 생체정보은행의 중요성이 급부상하면서 질병지표 발굴이나 질병 조기진단을 위해 해외 각국에서는 대규모 인체자원을 활용하고 있다. 이에 영국, 일본, 미국 등 각국에서는 국가 단위의 대규모 생체정보은행을 구축 운영하기 위해 많은 예산을 투입하고 있다. 영국은 4년간 총 1100억 원의 투자를 통해 UK Biobank 사업을 중심으로 인체자원 중앙관리를 실시하고 있으며, 일본 또한 2002년부터 총 2500억 원을 투자하여 국가 연구개발 관련 Biobank Japan 프로젝트를 수행하고 있다.

국내도 활발한 국외 동향과 발맞추어 국가 차원의 법률적 지원을 통한 인체자원 확보 관리 및 활용체계 조성을 진행하고 있다. 현재 우리나라는 다양한 기관별로 자원이 수집 관리되고 있고 자원의 양에 비해 효율적으로 활용되지 않고 있어 적당한 시점에 양질의 인체자원을 공급하는데 제한요소가 되고 있다. 이에 교육과학기술부에서 산재되어 있는 인체자원의 수집, 보존 및 활용 등에 대한 체계적인 관리를 마련하여 인체자원중앙은행 출범을 시작으로 50만 명의 자원 수집을 목표

| 생체정보은행의 기대 효과

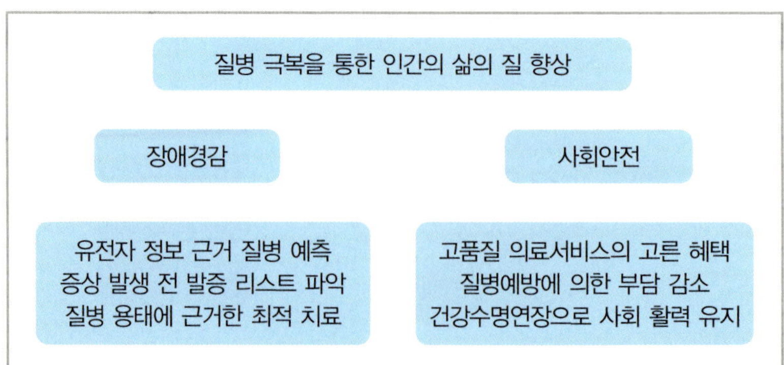

로 한국인체자원은행사업(Korea Biobank Project)이 추진되고 있다.

요즘 등장하고 있는 세포보관은행도 생체정보은행과 일맥상통하는 특징을 가지고 있다. 줄기세포은행의 경우 개인의 줄기세포를 보관하고 그 정보를 분석하여 보관해두었다가, 질환이 발생하면 줄기세포은행에 저장된 자료를 바탕으로 보관된 줄기세포를 사용하는 것이다.

예를 들어 자신의 줄기세포를 간세포로 분화하여 간 재생에 이용할 수도 있으며 혹은 생체정보은행을 통해 가장 적합한 조직을 가진 사람을 찾아서 그 사람의 줄기세포를 위탁받거나 기증을 권유하여 치료에 사용할 수 있을 것이다. 또한 자신의 유전자 정보 분석을 근거로 하여 미래 질병을 예측할 수도 있을 것이다.

: : 암, 그 정복에 관하여

얼마 전까지 드라마나 소설에서 불치병의 소재로 많이 사용되었던 암은 현대에 이르러 조기에 발견되고 전이가 되지 않은 상태라면 완치 가능성이 높은 질환으로 인식되고 있다. 하지만 아직도 암은 발생 부위나 진행 정도에 따라 치료가 어려운 질환 중 하나다. 그러므로 많은 연구자들이 암의 정복에 많은 비용과 노력을 쏟아붓고 있다.

최근 고려대 의대 연구진은 177명(26세~92세 남성 96명, 여성 81명)의 대장암 환자 유전자 데이터(미국 모피트 암센터의 코호트cohort)를 분석하였다. 대장암세포의 성장과 확산 및 종양 형태 등 예후를 결정짓는 114개의 유전자를 선별하여 뚜렷한 특징을 보이는 두 개의 타입으로 나누어 분석하였다. 기존 병기 구분법에 의한 대장암 5년 생존율은 대략 1기 90%, 2기 80%, 3기 70%, 4기 15%이나 유전자 분석 결과 병기에 관계없이 A 타입의 유전자를 가진 환자들은 5년 이상 생존율이 80%이며, B 타입의 유전자를 가진 환자들은 60%로 나타났다.

같은 대장암 3기라도 A 타입 유전자를 가진 환자군은 불필요한 항암치료를 받을 필요가 없고, B 타입 유전자를 가진 환자군은 적극적인 보조적 항암화학치료와 함께 면밀한 추적관찰이 필요한 것으로 밝혀졌다. 이러한 연구 결과는 같은 병기의 환자라도 유전자에 따라 지속성과 재발 가능성 등 예후가 다르다는 것을 의미한다. 이처럼 같은 질환이라도 환자의 유전자형에 따라 다른 치료가 필요하다. 그러므로 미래에 생체정보은행을 통해 충분한 유전자 자료가 수집되면 암의 조기 진단과 유전자 타입별 치료방법을 달리하는 시대가 올 것으로 예상된다.

생체정보은행의 발전과 유전자에 대한 다양한 정보의 축적은 개인 맞춤형 치료를 가능하게 한다. 예전의 치료는 환자가 증상을 보이면 병원을 방문하여 진단을 받고 여러 가지 검사를 시행한 후에 질병을 예측하는 순서였다. 그러나 증상이 나타난 경우에는 이미 질환이 상당히 진행되었거나 수술이나 치료 시기를 놓치는 경우가 많았다. 그래서 최근에는 미리 검진을 받아서 질환을 찾거나 질환의 경향이 보이면 정밀 검사를 통해 진단을 내리는 순서로 변하였다. 하지만 개인 맞춤형 진료가 가능하게 된다면 유전자 검사와 질환을 유발하는 유전자의 가족력 등을 판단하여 환자에게 미리 정보를 제공함으로써 질환을 예방할 수 있다. 건강은 지키는 것이 가장 중요하다. 한 번 잃은 건강은 다시 회복되더라도 그 기능이 현저히 떨어지게 되기 때문이다.

생체정보은행은 내 개인적인 유전자 데이터를 보관해 추후에 나의 병을 치료하겠다는 의도도 있지만, 이런 데이터가 쌓임으로써 새로운 병이 발생하였을 때 그 병을 쉽게 추적하고 치료제를 개발할 수 있는 훌륭한 기반이 된다. 때문에 세계 각국에서는 국가적인 생체정보은행 설립을 추진하고 있다. 예를 들어 암도 사람이 지닌 각각의 유전자에 따라 병이 다르게 진행되는 경향을 보인다. 이 말은 어떤 유전자가 암에 강하고 혹은 약한지를 발견해낼 수 있다는 말과 통한다. 따라서 암을 예방할 수도 있다는 가능성을 생체정보은행에서 발견할 수 있다.

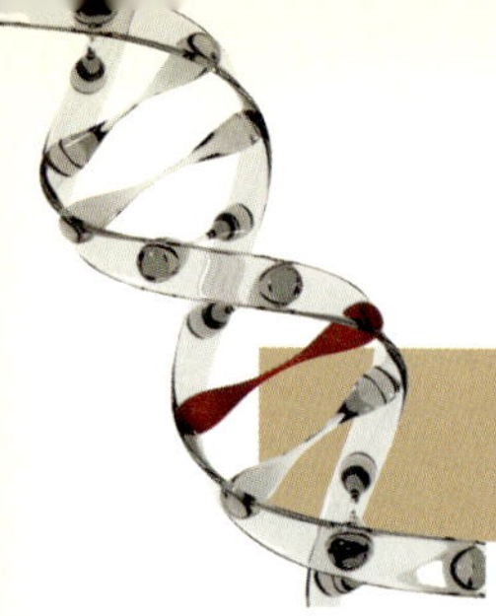

04 생체정보은행의 미래

: : 미래를 위한 투자 - 바이오보험

현재 우리는 미래를 위해서 무엇을 준비하고 있는가? 많은 사람들이 나이가 들었을 때를 대비한 연금이나 저축을 많이 생각한다. 그리고 혹시 생길지 모르는 불행한 일을 대비하는 보험 정도를 생각할 것이다. 하지만 단순한 보험만으로 불확실한 미래에 대비할 수 있을까? 예상치 못한 각종 난치성 질환이나 교통사고가 '나'와 '내 가족'에게 발생하지 않는다는 보장은 그 누구에게도 없다. 기존의 보험은 질병이나 사고 발생 시에 금전적인 부분을 보장할 뿐 실제적으로 나타나는 신체 손상이나 치료에는 근본적인 해결책은 되지 못한다.

세포 보관은 기능을 잃었거나 변형된 세포를 건강한 세포로 대체하여 이용할 수 있도록 치료의 기회를 제공함으로 생명을 연장시키고 건강한 삶을 유지하게 하는 또 하나의 생명보험이 될 수 있다. 특히 줄기

| 줄기세포를 이용하여 치료 가능한 예상 질환

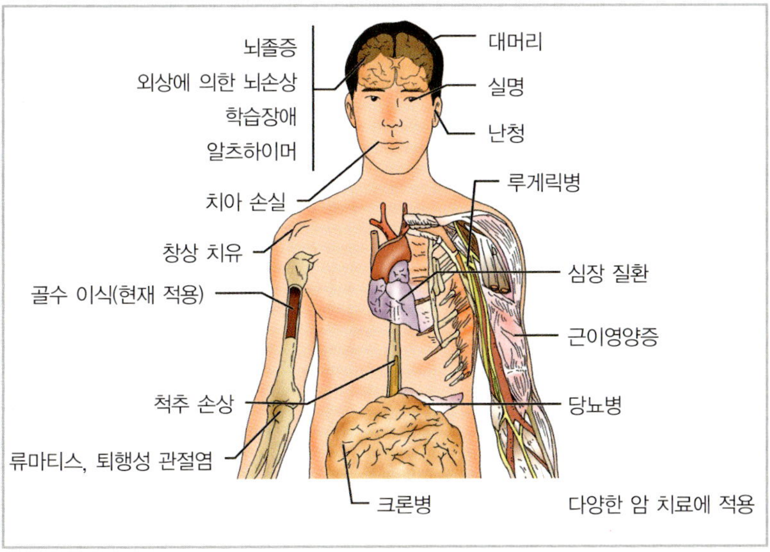

세포는 각종 장기와 세포의 기능을 근본적으로 재생할 수 있는 장점을 가지고 있어 치료에 대한 새로운 패러다임을 제시하고 있다.

줄기세포는 자가 재생산 능력과 다양한 세포로 분화할 수 있는 특성을 가지고 있기 때문에 의약품 개발과 세포치료법 같은 난치병 치료에 활용되고 있다. 줄기세포 치료는 장기이식 분야뿐만 아니라 치료의 한계로 생각되었던 파킨슨씨병, 알츠하이머병 등과 같은 퇴행성 질환이나 심장과 신장 등의 난치성 질환에 대하여 효과적인 대안 치료법으로 부상하고 있다.

이런 의미에서 재화보험과 세포보관의 두 가지 기능이 결합한 바이오보험은 기존 보험이 지닌 의학적 리스크와 세포보관이 지닌 금전적 리스크를 해결할 수 있어 완벽한 평생보장 가능상품이라고 할 수 있다.

세포보관	재화보험	바이오보험 (세포보관+재화보험)
질병/사고에 대비하여 본인의 세포를 보관	미래 질병/사고에 대비하여 보험료 납부	해결 가능
질병/사고 발생 시에 효과적이고 근본적인 치료 가능(대안 치료 기회)	질병/사고 발생 시에 금전적 보장 서비스 제공	해결 가능

최근 여러 회사에서 바이오보험 상품들이 봇물처럼 출시되고 있으며, 제대혈 줄기세포, 지방 줄기세포, 골수 줄기세포, 말초혈액 줄기세포 및 면역세포 보관이 중심을 이루고 있다. 각 회사마다 보관하는 줄기세포 유래원이 다르고 보관하는 세포, 보관 기간 및 보관 비용 등에서 차이가 있다. 특히 일생에 단 한 번밖에 채취할 수없는 제대혈이나 채취 과정에 고통을 수반하는 골수와 달리 여러 번에 걸쳐 쉽게 채취 가능한 말초혈액 줄기세포를 보관하는 한국줄기세포뱅크(Korea Stem Cell Bank, KSCB)사는 보관 중에 발생할 수 있는 줄기세포 손실 및 손상에 대비하여 배상책임보험에 가입되어 있어 사고에 따른 대책 수립도 가능하다. 이처럼 바이오보험은 새로운 시대를 위한 대비책으로 손색이 없다고 할 수 있다.

과거에 우리는 담배의 해악에 대한 아무런 인지도 없이 피워 왔지만 시간이 지남에 따라 그 중독성과 해악이 드러나 현재는 마약과 동일하게 취급되는 것과 같이 현재를 살아가고 있는 우리는 인지도 할 수 없는 많은 위험 환경에 노출되어 있고, 그 폐해가 언제 나타날지 모르는 상황이며 그에 따른 특별한 해결책이 없는 상태다. 하지만 이런 사태를 대비할 수 있는 방법이 전혀 없는 것은 아니다. 미래를 위해서 세포를 보관하고 그에 맞는 치료 보험을 갖춘다면 경제적인 부담감을 줄일 수 있을 뿐만 아니라 미래에 자신에게 닥칠 수 있는 위험으로부터 생명을 하나 더 마련하는 계기가 될 것이다. 빠르게 성장하고 있는 줄기세포 치료 분야는 앞으로 의학 치료 분야의 새로운 장을 열 것으로 예상된다. 작게는 스트레스로 인한 탈모 치료에서 크게는 손상된 신경의 치료까지 줄기세포의 치료 능력과 범위는 크게 발전할 것이다.

아무런 준비가 되어 있지 않은 사람에게 줄기세포를 이용한 치료는

| 2007~2020년 줄기세포 치료 시장성

(단위: 백만 달러)

질환 \ 연도	2007년	2011년	2015년	2019년	2020년
심혈관	–	–	359.5	3,163.8	5,062.0
폐	–	–	64.3	556.1	778.5
관절염	–	–	59.2	390.0	546.0
요실금	–	–	17.0	103.8	124.6
골다공증	–	–	16.2	124.9	149.9
당뇨	–	–	76.2	529.9	794.9
암	–	–	42.3	349.5	524.3
정형외과	12.6	35.3	184.7	509.4	662.2
불임	–	–	5.3	16.9	20.3
알츠하이머	–	–	19.0	111.5	167.3
기타	–	–	12.2	76.9	112.0
전체	12.6	35.3	856.1	5,932.9	8,941.9

출처 : *Kalorama Information*, "Stem Cell Markets" (2008.3)

그림의 떡일 뿐이지만 준비된 사람에게는 여분의 생명과 같다. 물론 치료 당시에도 줄기세포를 추출하여 사용할 수 있지만 병증이 나타나고 난 후에 추출한 줄기세포의 효과는 기대에 미치지 못할지도 모른다. 그러므로 미리 준비한 자는 더 효과적이고 뛰어난 예후를 지닌 치료를 받을 수 있게 될 것이다.

| 연령에 따른 세포 성장률 비교

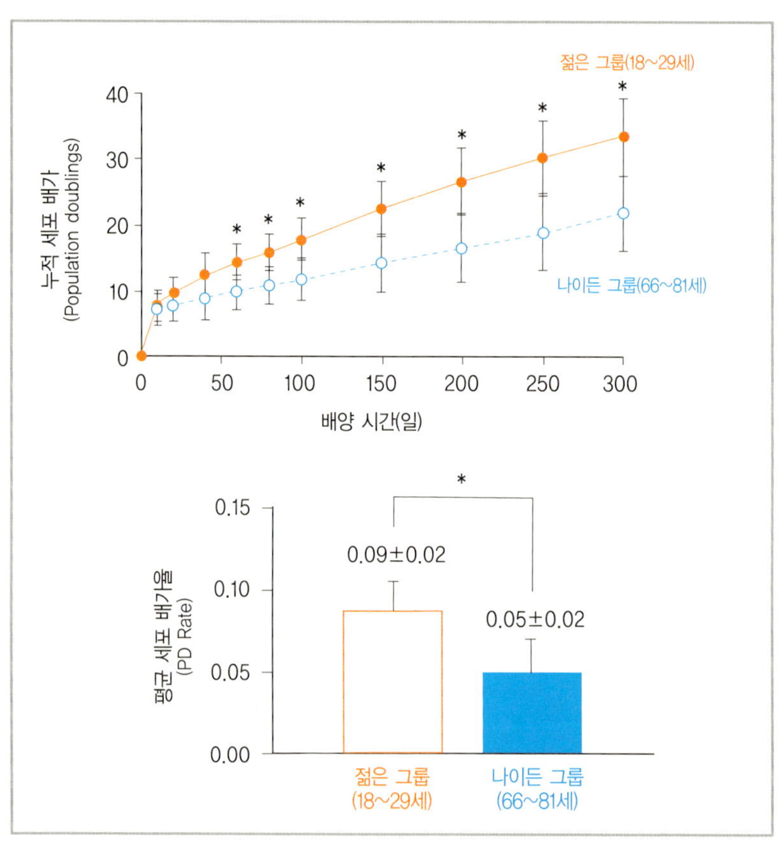

출처 : *Bone*, 33:919-926. 2006

	말초혈액		골수	
	환자(n=4)	건강인(n=6)	환자(n=4)	건강인(n=5)
FlK-1	$<1.0\times10^5$*	$<1.0\times10^5$	$1.1(0.20)\times10^6$	$2.0(0.39)\times10^6$
CD133	$1.0(0.22)\times10^5$	$1.5(0.29)\times10^5$	$0.61(0.14)\times10^6$	$1.5(0.28)\times10^6$
VE-cadherin	$<1.0\times10^5$	$1.3(0.22)\times10^5$	$2.0(0.37)\times10^6$	$3.9(0.74)\times10^6$
Flt-1	$1.2(0.27)\times10^7$	$3.5(0.68)\times10^7$	$0.4(0.29)\times10^8$	$3.8(0.76)\times10^8$
PECAM-1	$3.8(0.71)\times10^9$	$6.5(1.2)\times10^9$	$0.96(0.20)\times10^9$	$42.0(9.2)\times10^9$
VWf	$2.5(0.43)\times10^7$	$7.5(1.6)\times10^7$	$3.4(0.57)\times10^8$	$4.2(0.85)\times10^8$
PC/EPC**	99(24)/<1	278(64)/1	2302(622)/130(31)	4876(1341)/367(69)

출처 : *Arterioscler Thromb Vasc Biol*, 2004:24:e192-e196

줄기세포와 관련된 연구 결과에 의하면 줄기세포 채취 당시의 연령과 건강 상태에 따라 줄기세포의 수와 분화능력이 달라진다는 것이 밝혀졌다. 연령에 따른 줄기세포 증식력을 비교한 연구 결과를 보면 초기 성장률은 유사하나 60일 이후부터 나이 든 그룹에서는 세포 배양이 현저하게 감소하였으며 하루당 세포의 평균 배가율도 약 1.8배 차이가 나타났다.

또한 건강인과 환자간의 혈관내피전구세포 수득률을 비교한 연구 결과에서도 상당량의 세포 수가 차이 남을 알 수 있다.

이와 같은 연구 결과에 비추어 보면 줄기세포 보관은 젊고 건강할 때 하는 것이 좋다. 하지만 미래를 위한 투자라는 개념에서 보면 빠르면 빠를수록 자신의 삶에 대한 든든한 보험이 될 것이다.

: : 다양한 질환의 치료제는 내 몸 안에 있었다!

최근 치료에 대한 패러다임의 변화와 과학적 진보에 힘입어 많은 의학적 발전이 이루어졌다. 과거에는 눈에 보이는 외상의 치료나 진단에 머물러 있던 의학이 방사선 조사 기술이 발명되며 신체 내부의 변화를 확인하게 되었고, 다양한 약물의 개발로 더 많은 의학적 진보를 이루었다. 현재에는 컴퓨터와 광학 기술의 발전으로 어느 특정 질환에 의해 손상된 부위를 세세하게 모니터링하여 진료할 수 있는 단계에 이르렀다. 더 나아가 손상된 신체의 본원적인 치료를 위해 줄기세포를 활용하는 재생의학의 발전이 진행되고 있다.

그리스의 철학자 소크라테스는 '너 자신을 알라'는 유명한 격언을 남겼다. 이 말은 현대 의학적 의미로 우리에게 새로운 메시지를 주는 것이 아닌가 생각한다. 외부에서 침입하는 세균이나 바이러스에 의한 질환이 아닌 모든 병의 원인은 자신의 몸 안에 있다. 그러므로 유전자 연구를 통해 많은 정보가 수집될수록 그 질환에 대응하는 기능을 우리 몸에서 작동하게 하여, 시간이 지날수록 보다 건강한 생활을 영위하는 것이 가능할 것이다.

우리의 인체는 매우 잘 짜인 자연과 같이, 자체의 정화 능력을 이용하여 외부의 환경이나 내부에서 생기는 돌연변이 세포를 제거하고, 손상된 부위를 재생하는 능력을 가지고 있다. 이러한 정화 능력도 나이가 들면 점점 약화되고 재생 능력도 떨어져 손상된 부위를 재생하는 데 상당한 시간을 요구하게 된다.

지금 이 순간에도 많은 사람들은 자신에게 주어진 신체의 재생 능력과 복구 능력을 낭비하며 살아가고 있다. 이런 재생 능력과 복구 능력을 지닌 세포와 그 능력(수용력)을 저축해두면 미래에 새로운 삶을 살 수 있는 기회를 제공할지 모른다. 이와 같은 이유로 줄기세포은행을 비롯한 생체정보은행은 우리 미래의 삶에 매우 중요한 영향을 미칠 것이다.

생체정보은행은 개인적인 미래를 대비하는 방식으로 발전하고 있다. 미래를 대비하여 저축을 하거나 보험가입을 하듯이 건강의 미래를 대비하는 바이오보험의 형태로 발전할 것이다. 자신의 세포를 이용하여 파킨슨병이나 알츠하이머병 같은 퇴행성 질환이나 심장과 난치병까지 치료가 가능할 것으로 예상되고 있다. 현재 연구결과 젊고 건강할 때 채취한 세포가 세포치료에 큰 효과를 나타내는 것으로 보고되므로, 조금이라도 일찍 바이오보험에 가입한다면 '내 몸이 나를 치료'하는 혜택을 누릴 수 있을 것이다.

생체정보은행을 통해 영하 196도에서 보관되는 세포들은 추후 세포치료제의 원료로 쓰이며, 반영구적으로 보관이 가능하다. 다국적 제약사의 약품들이 전 세계적으로 출시되어 판매되는 것처럼 세포치료제 또한 전 세계적으로 통용된다고 가정했을 때, 생체정보은행을 통해 보관된 세포의 효용가치는 금전가치로 매기기 어려울 것이다. 생체정보은행의 가입 유무의 따라 세포치료제가 무용지물이 되거나 자신의 생명을 다시 살릴 수 있는 기회가 될 수 있을 것이다.

2부

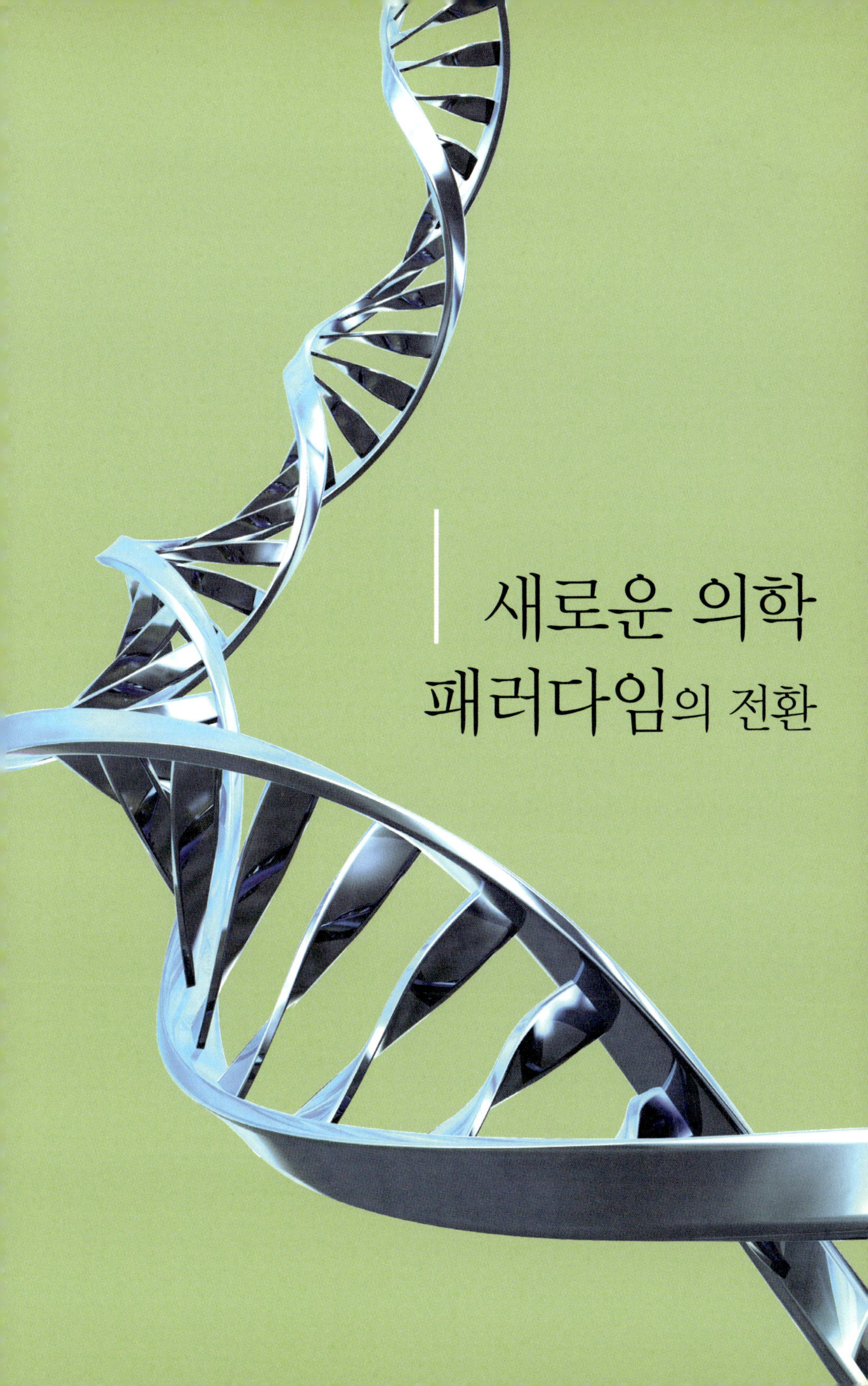

새로운 의학
패러다임의 전환

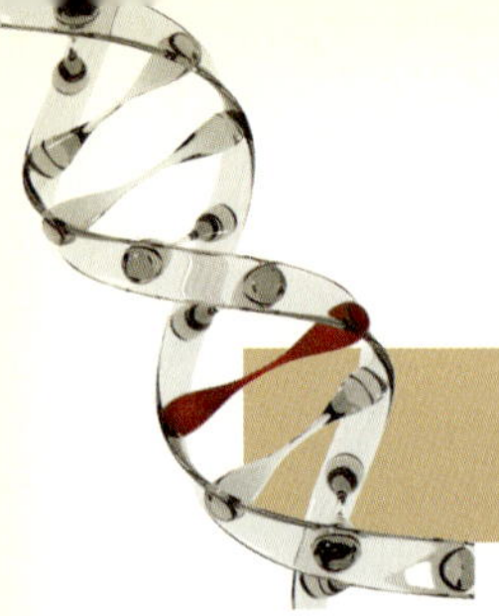

: : 유전이란 무엇인가

옛날 사람들은 유전에 대한 정확한 의미와 원리를 알기 전부터 유전에 대해 짐작하고 있었다. 우리나라 속담 중 "콩 심은 데 콩 나고 팥 심은데 팥 난다"는 말이 있다. 이 속담은 본래 가지고 있는 특징이나 형태는 변화되지 않고 그대로 다음 세대로 전달된다는 것을 의미한다. 이런 현상을 동양에서는 당연한 현상으로 받아들였고, 서양에서는 이와 관련된 연구가 체계적으로 이루어졌다.

1865년 멘델은 완두콩을 이용하여 실험한 결과, 특정한 형질(콩의 모양이나 형

우성	열성
흑발	금발
곱슬머리	생머리
대머리	정상
갈색눈	푸른색눈
눈 쌍커플	눈 외꺼플
보조개 있음	보조개 없음
오른손잡이	왼손잡이
다지증	정상
주근깨 있음	주근깨 없음
혀말기 됨	혀말기 안 됨

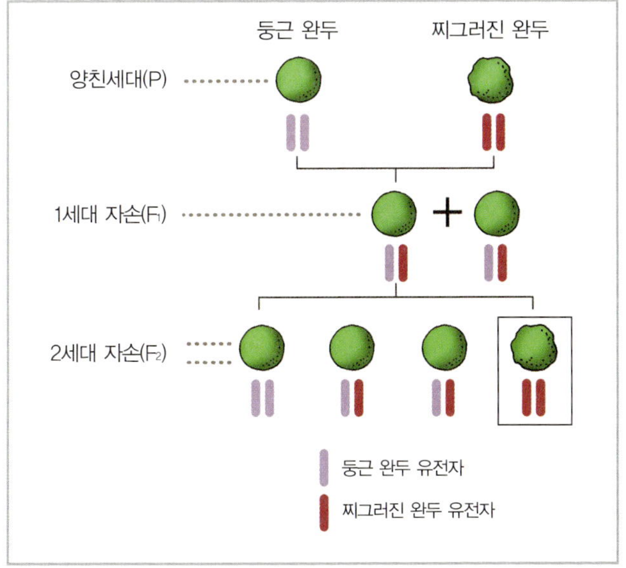

태 등)이 다음 세대에서 나타나는 것을 알게 되었고 거기에 일정한 법칙이 있으며 특정 형질의 발현이 다른 형질의 우위에 있다는 것을 발견하였다. 멘델은 다양한 특징들 중에 더 잘 발현되는 특징들을 우성 유전이라 하며, 겉으로는 표현되지 않지만 열성 유전자 쌍만이 유전되는 경우를 열성 유전이라 하였다.

우리 주변에서 손자들이 부모 세대와 닮지 않고 할아버지나 할머니와 많이 닮은 경우를 종종 볼 수 있다. 이는 아버지 세대(F1)에서 나타나지 않았던 특성이 다음 세대(F2)에 나타나는 것으로 멘델의 완두콩 실험에서 발견한 '분리의 법칙' 때문이다.

물론 좋은 유전 형질을 물려받아 걱정 없이 사는 사람들에게는 크게 느껴지지 않겠지만 가족 중에 유전병을 가지고 있는 사람들의 고통은 말로 표현할 수가 없을 것이다. 예전에는 가족의 유전병을 천형으로 여겼지만 최근에는 유전자 연구를 통해 유전자 질환의 원인들이 하나씩 밝혀지면서 잘못된 유전자를 교정하는 치료법이 개발되고 있다.

: : 유전에 대한 실마리는 어떻게 밝혀졌을까

현재 우리가 알고 있는 유전정보의 보고인 DNA(deoxyribo nucleic acid)는 1869년 프리드리히 미셔(Friedrich Miescher)에 의해 처음으로 세포의 핵(nucleus) 안에서 발견되었으며, 당시엔 뉴클레인(nuclein)이라고 명명하였다. 그 후 1880년 코셀(Albrecht Kossel)에 의해 세포핵물질의 주성분이 핵단백질이라는 것이 밝혀졌으며, 1910년에 아데닌(adenine), 구아닌(guanine), 시토신(cytosine), 티민(thymine), 우라실(uracil)의 5종의 염기가 발견되었다. 1889년 미셔의 제자였던 알트만(Richard

| 염기의 구조

Altmann)은 뉴클레인이 염기, 인산 및 당으로 이루어진 DNA와 단백질의 복합체라는 것을 밝혀내고, 염기와 인산 및 당만을 포함하는 물질인 뉴클레인과 구분하기 위해 핵산(nucleic acid)이라고 명명하였다. 이 화합물은 4개의 탄소와 1개의 산소가 고리를 만드는 당–리보스와 4개의 산소원자에 둘러싸인 인산기를 주축으로 이루어진 거대 분자다.

당시 생화학자들은 우리 몸을 구성하고 있는 단백질의 기본 구조인 20가지의 아미노산(단백질을 만드는 원료)이 서로 상호작용하여 유전 정보를 전달하는 것으로 생각하였으며, 4종류밖에 없는 DNA가 수만 가지가 넘는 인간의 유전적 형질을 모두 저장할 수는 없을 거라고 생각했다. 하지만 1953년 제임스 왓슨(James Dewey Watson)과 프랜시스 크릭(Francis Harry Compton Crick)에 의해 발견된 'DNA의 이중나선 구조'를 이용하여 DNA가 어떤 방식으로 유전정보를 저장하며, 어떤 방식으로 이를 복제하고 자손에게 물려주는 것이 가능한지를 깔끔하게 설명해내면서 이 논쟁은 일단락되었다.

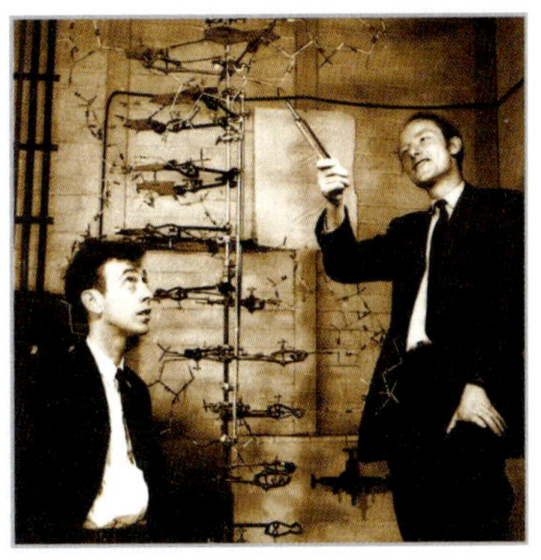

| 왓슨과 크릭

DNA는 생명체의 유전정보를 담고 있는 저장고일 뿐 아니라, 필요 시 세포 분열을 통해 딸세포에게 동일한 유전정보를 전달한다. 이중나선 구조의 DNA는 복제 시 나선의 일부가 열리면서 한 가닥으로 떨어진 DNA를 주형으로 하여 새로운 DNA 가닥이 생성되는 방식으로 진행된다.

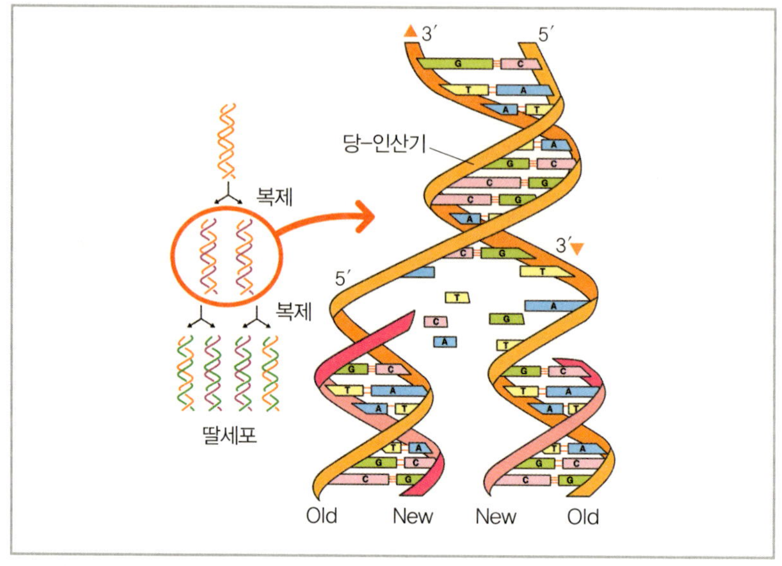

예를 들어 지퍼를 복제한다고 상상해보자. 지퍼를 복제하기 위해서는 우선 지퍼를 완전히 연 후에 각각의 톱니를 주형으로 하여, 거기에 꼭 맞물리는 다른 톱니가 만들어질 것이다. 이중나선의 DNA도 지퍼처럼 열리면서 각각 한 가닥의 DNA가 틀이 되어 각각의 염기에 상보적으로 결합하는(A에는 T가, C에는 G가) 염기가 달라붙어 새로운 가닥을 만들어내는 방식으로 복제가 일어나서 유전정보가 전달된다.

이와 같은 DNA들이 어떻게 실제적인 기능을 하는 단백질을 합성할 수 있을까? 앞에서 말했듯이 유전정보는 전달과 보관의 의미를 지니고 있다. 컴퓨터가 0과 1만으로 기억하고 명령을 수행하는 것과 유사하게 유전정보는 4개의 염기가 세 개씩 암호화되어 하나의 아미노산을 지정하고 이들이 결합되어 생체 내에서 기능을 수행하는 단백질로 만들어

진다. 그러나 DNA는 직접 단백질 합성에 관여하지 않고 또 다른 전달
물질인 메신저 RNA(mRNA)를 통해 그들의 암호가 단백질로 전달된다.

왜 이렇게 복잡한 과정을 거치는 것일까? DNA는 생체정보를 지니
고 그 정보를 다음 세대에 전달해줄 의무가 있기 때문이다. 계속되는
합성에 의해 DNA의 변형이나 소실이 발생할 수 있으므로 유전인자의
보호 차원에서 이와 같은 시스템을 이용하는 것으로 생각된다.

유전정보를 가진 DNA 염기서열은 설계도와 유사한 특징을 가지고
있어서 인체를 구성하는 원리에 대한 정보를 주고 그들의 작동 원리를
설명하여 인체를 수리하는 방법에 대한 답을 제시할 수 있다. 많은 연
구자들이 DNA 암호 해독 작업을 통해 인체를 더 잘 이해하려 하고,
혹여 인체에 손상 부위가 발생한다면 그 부위를 치료하기 위한 가능성
을 만들기 위해 노력하고 있다.

: : 유전자 염기서열의 해독과 응용

DNA는 세포 안에서 염색체를 만드는데, 모든 생명체들은 저마다
다른 개수의 염색체를 가지고 있다. 인간은 23쌍, 즉 46개의 염색체를
가지고 있는데 그중의 절반인 23개는 어머니로부터 물려받고 나머지
23개는 아버지로부터 물려받는다. 23쌍의 염색체를 '게놈(Genome)'
이라고 하며 여기에는 35,000개의 유전자가 들어있다. 유전자는 DNA
분자를 구성하며 우리가 살아가는 데 필요한 많은 단백질 중 하나를 만
든다. 특히 아데닌, 구아닌, 시토신, 티민이라는 네 가지 염기가 어떻게

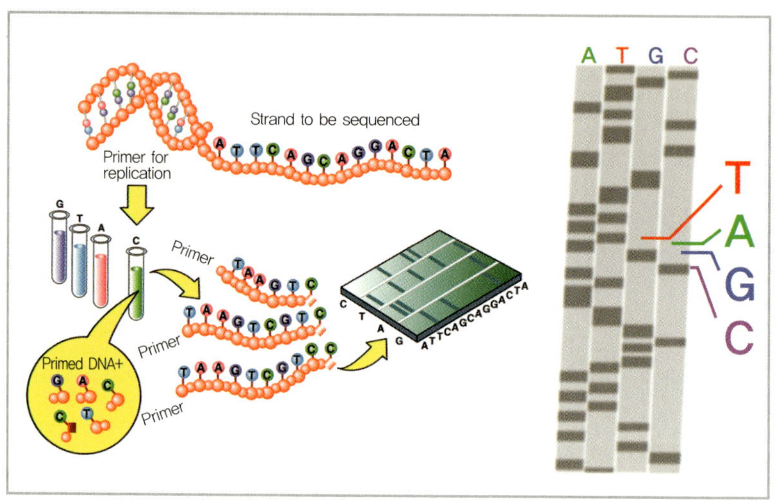

배열되느냐에 따라 만들어지는 단백질도 달라지는데 한 개의 염기만 잘못된 자리에 있어도 치명적인 질병이 발생할 수 있다. 유전자는 그들이 나타내는 형질의 특성에 따라 우성과 열성으로 나누어지기도 하고, 염색체의 존재 유무에 따라 남성, 여성으로 나뉘기도 한다. 그러므로 대부분 인간의 특성은 유전자에 의해 결정되기에 DNA 염기서열의 해독은 매우 중요한 작업이다.

유전자 염기서열을 해독하는 작업을 시퀀싱(sequencing)이라고 부른다. 단어의 뜻 그대로 염기 순서를 화학적으로 읽어 나열하는 것이다. 현대에는 쉽게 수행할 수 있지만 과거에는 무척 힘들고 지루한 일이었다. 1976~1977년에는 맥심과 길버트가 화학적 방법을 이용하여 DNA의 염기서열을 분석하였다. 이 시기에 생어(Frederick Sanger)는 유전자의 복제에 기여하는 DNA 폴리머라아제(polymerase)와 유전자

골격의 특성을 이용하여 현재 가장 많이 사용되고 있는 사슬 종결법
(chain termination method)을 발견하였다. 생어는 DNA의 복제를 위
해서 DNA가 가지고 있는 방향성(5′ –3′)의 특성을 이용하여 펌프에 마
중물을 넣는 것처럼 원판이 되는 주형가닥에 시발점이 될 짧은 단락의
DNA와 각 염기를 나타내는 DNA 그리고 복제 반응을 종결시키기 위
해 다이드옥시 DNA(didexoy DNA)를 첨가하였다.

생어의 염기서열 분석법은 이후에 개발된 중합효소 연쇄반응
(polymerase chain reaction, PCR) 기법뿐만 아니라 다양한 DNA 연구
에 획기적인 계기를 만들었다.

: : 유전자체 연구의 활용

유전자 활용의 단편적인 일례가 출생의 비밀을 지닌 드라마나 범죄
수사 드라마에서 많이 등장하는 유전자 검사다. 우리의 유전자는 부모
로부터 각각 한 쌍의 유전자를 물려받았기에 부모와 동일한 유전자 지
도를 형성하고 있으며 우리 각자가 일란성 쌍둥이가 아닌 한 특정한 유
전자형을 지니고 있다. 그렇기 때문에 이를 토대로 하여 친자 확인이나
범인 검거에 사용할 수 있다.

우리가 알고 있는 유전질환 중에 '겸형 적혈구 질환'은 적혈구가 낫
모양으로 생겼다고 하여 붙여진 이름이다. 겸형 적혈구는 정상적인 적
혈구에 비해 산소 운반 능력이 떨어지기 때문에 이 겸형 적혈구를 가지
고 있는 사람은 언제나 산소 공급이 부족하다. 이 유전질환은 적혈구에

들어있는 헤모글로빈 단백질이 없어서가 아니고 단지 단백질을 구성하는 아미노산 한 개가 다른 아미노산으로 바뀌었기 때문에 나타나는 질환이다. 즉 헤모글로빈 단백질의 아미노산 서열이 바뀌어 헤모글로빈 단백질의 기능에 결함이 생긴 것이다.

아미노산 번호	4	5	6	7
정상인	리신	글루탐산	글루탐산	프롤린
겸형 적혈구	리신	글루탐산	발린	프롤린

유전질환이란 유전자의 잘못으로 단백질에 결함이 생겼을 때 정상적인 생물학적 기능 구현에 문제가 발생하는 것을 말한다. 최근에는 질환에 대한 원인 유전자나 그 변화를 알기 위해서 DNA 마이크로어레이(DNA microarray: 슬라이드글라스에 서로 다른 DNA를 고밀도로 집적시켜 유전자들이 어떻게 상호 작용을 하는지를 밝히는 연구방법)를 이용하고 있으며, 이를 통해 유전자의 발현 패턴 변화를 관찰할 수 있게 되었다. 이 방법은 유전자가 전사되어 인체에서 기능하는 단백질을 만드는 과정에서 메신저 RNA의 발현이 변화한다는 것을 이용하여, 질환에 걸린 사람과 건강한 사람 사이의 메신저 RNA 발현 변화의 차이를 분석하여 역으로 메신저 RNA로부터 유전자들을 탐색하고 분석하는 것이다.

아직 완전하게 질환과 유전자 사이를 예측하는 것은 힘들지만, 유전자의 발현은 정교하게 맞물린 기계와 유사하기에 보다 정밀한 분석 방법이 개발된다면 특정 질환에 대한 가계도를 만들어서 그들의 유전자 돌연변이 상태를 분석하여 질환의 진단이나 발병되기 전의 징조 예측도 가능하게 할 것이다.

　　최근 한국 연구자들이 다운증후군 태아를 임신한 산모의 혈액에서 21번 염색체에 존재하는 특정 유전자인 'PDE9A'가 유의할 만하게 증가한다는 사실을 밝혀냈다. 다운증후군의 핵심 생체 표지자(biomarker)인 'PDE9A'의 유전자를 확인한 만큼 새로운 생체 표지자 발굴과 조합을 이룬다면 나중에는 혈액검사만으로도 다운증후군 진단율을 100%까지 향상시킬 수 있을 것이다. 이와 같이 특정 질환과 관련된 특정 생체 표지자 역할을 하는 유전자가 더 많이 발굴된다면, 머지않아 유전 질환을 더 쉽고 빠르게 진단해 적절한 치료를 신속하게 수행할 수 있게 될 것이다.

　　1990년 미국 에너지성(Department of Energy, DOE)과 국립보건원(National Institutes of Health, NIH)은 '인간 게놈 프로젝트'를 수행하

| 인간 게놈 프로젝트의 활용

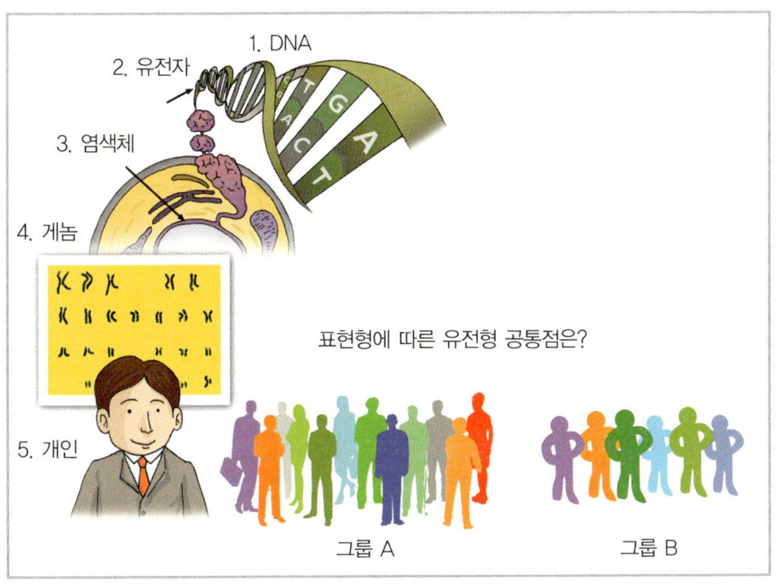

여 인간의 염기서열을 해독하였다. '인간 게놈 프로젝트'의 목표는 30억 개 정도 되는 염기서열을 단순히 알아보고자 하는 것이 아니라 이 데이터에 포함되어 있는 유전자를 찾아내는 것이다. 2001년 인간 게놈 염기서열을 99% 해독하였고 2003년에 염기서열을 완성하였다.

이렇게 밝혀진 인간 게놈을 토대로 유전자의 개수를 추론했을 때 놀랄 만한 사실이 밝혀졌다. 원래는 약 6만 개의 유전자가 인체를 구성하고 유지할 것으로 생각하였는데 게놈 연구 결과 예상보다 적은 약 2만 5천여 개의 유전자가 인체 구성에 관여한다는 사실을 확인하였다. 또한 2011년 한국, 미국, 일본 등 6개국이 공동연구에 참여한 '침팬지 게놈 국제 컨소시엄'에서 침팬지 게놈이 34억 개의 염기로 이뤄져 있으며, 그중 98.7%가 인간과 같은 구조로 되어있다고 밝혔다.

인간과 침팬지 간에 약 1% 정도의 염기 구조만 다른데도 불구하고 지적 수준이나 감성 및 형태 등에 확연한 차이가 나타나는 원인은 바로 유전자의 활용에 있다. 같은 재료를 사용하더라도 요리사의 실력에 따라 최상의 요리가 되기도 하고 도저히 먹을 수 없는 음식이 되는 것과 마찬가지로 유전자가 어느 시점에 나타나고 소멸되며 조절되는가에 따라 그 차이가 극명하게 나타난다고 할 수 있다.

게놈 프로젝트의 완성으로 인간 유전자 지도가 작성되었지만 어떤 세포에서 어떤 유전자가 단백질을 만드는 데 관여하고, 합성된 단백질이 실제로 어떻게 활동하는지를 알아야 질병의 예방과 치료가 가능하다. 이는 인간 유전자를 모두 해독하더라도 세포나 조직의 특이성을 결정하는 단백질 조합 연구가 수반되지 않는다면 생명의 신비를 밝혀내는 데 한계가 있다는 것이다.

물론 유전자 하나의 고장이 질환과 연관되면 유전자 해독이 쉽겠지만 유전자들은 약간의 고장과 눈에 보이지 않는 고장 등 여러 특성을 지니고 있을 수 있다. 그러므로 이와 연관된 많은 실례를 찾고 다른 유전자들과의 연관성 지도가 확립되어야 진정한 암호 해독이 가능할 것이다.

개인마다 모든 세포에 들어 있는 게놈은 같지만, 세포에서 모든 유전자가 단백질을 만들지는 않고 또 세포마다 같은 단백질이 나오는 것이 아니기 때문에 각각 다른 세포에서 수많은 단백질들이 어떻게 움직이는지를 밝혀내야 한다. 이것을 밝히는 것이 포스트 게놈 프로젝트 중 하나인 '프로테옴 프로젝트' 다.

한 번 고장 난 자동차가 다시 고장 나듯이 우리 신체도 한 번 조화가 무너지면 다시 정상으로 회복되기까지 상당한 시간이 필요하다. 하지만 미래에는 유전적 정보를 분석하여 그 사람의 환경과 시기에 맞추어

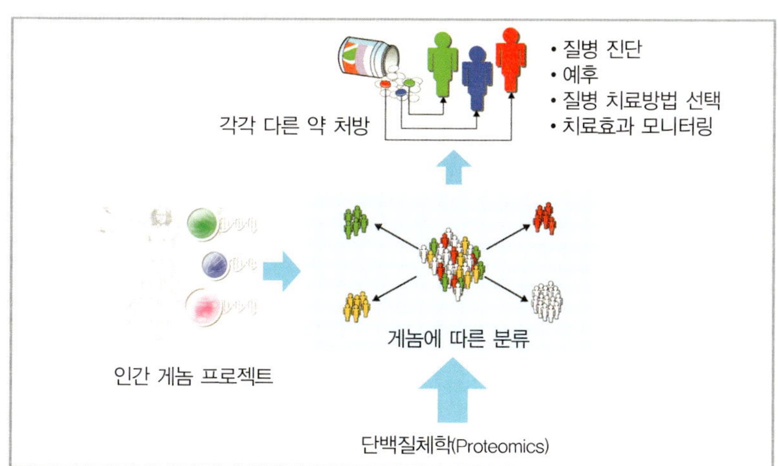

나타날 수 있는 질환을 미리 예측하고, 그 사람을 관찰한 후 질환에 대한 징후가 보이면 바로 예방과 그 사람에게 맞는 치료를 수행할 수 있다. 이처럼 미래의 의학은 과거의 치료 중심에서 예방과 재활 중심으로 전환될 것이며, 이를 위해 많은 세계의 과학자들이 유전정보의 데이터베이스 구축과 분석 프로그램 개발을 위해 노력하고 있다.

| 치료 형태의 변천사

현재 치료 유형

질병	증상에 의한 기초 진단	치료	회복 및 재발

미래 치료 유형: 개인별 맞춤 치료

유전적 소인 유전 인구집단	사전 관찰 및 예방	진단	맞춤 치료 방법 신청	치료	치료과정 관찰

: : 개인 유전자 분석 및 맞춤 치료

우리는 유전자를 발견한 후 기능 분석 및 기전 규명으로 유전자가 하는 역할에 대해서 알게 되었다. 이를 이용하여 특정 유전자가 결손되거나 손상되었을 경우 이 유전자를 다시 정상적인 기능을 하는 유전자로 대체할 수 있게 되었고 이를 유전자 치료(gene therapy)라고 부르고 있다. 다시 말해서 유전자 치료는 '외부에서 유전자를 도입하여 ① 결손된 유전자를 교정시켜주어 원래의 정상상태로 바꾸거나 ② 세포에 새로운 기능을 제공하여 질병을 치료하고자 하는 기술'로 정의할 수 있다.

유전자 치료는 1970~1980년대에 걸쳐서 이루어진 세포생물학 및 분자생물학의 눈부신 발전 덕분에 유전질환의 근원적인 원인이 세포의 유전자적 결함에 있음이 밝혀지면서 시작되었다. 인간을 대상으로 수행된 첫 번째 유전자 치료는 1990년 9월 14일 미국 국립보건원의 윌리암 프렌치 앤더슨(William French Anderson) 박사팀이 면역결핍증(ADA)을 앓고 있던 4세 여아에게 수행한 치료로, 그 결과는 대단히 성공적이었다.

쥐의 바이러스 벡터를 운반체로 하여 ADA 유전자가 없는 환자의 백혈구에 ADA 유전자를 삽입한 후에, 환자에게 재주입하여 정상적인 작용을 하는 ADA 효소가 생성되는 것을 확인하였다. 소녀는 유전자 치료가 끝난 후에도 건강하게 살아 있었고, 이런

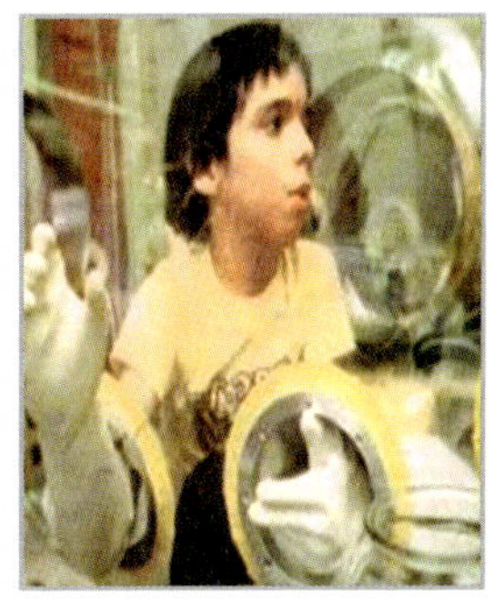

| 유전자 치료

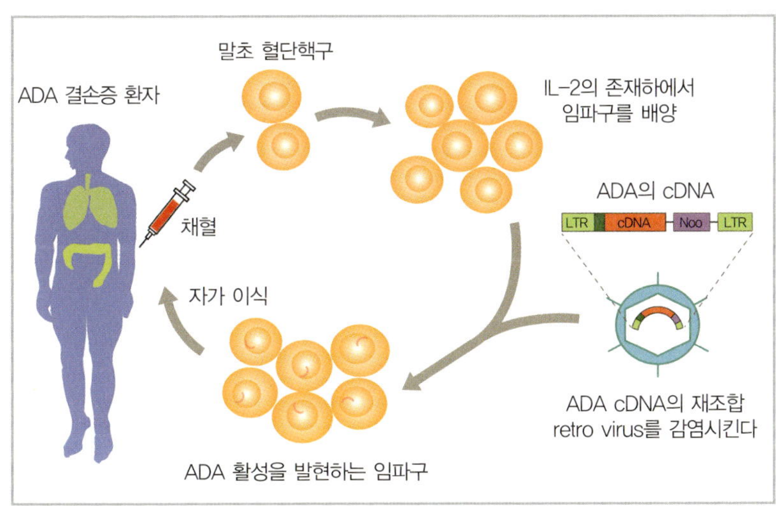

사례는 유전자 치료에 의한 질병치료의 가능성을 증명해주는 좋은 예시가 되었다. 이를 계기로 유전자 치료에 대한 연구개발 및 임상시험이 가시화되기 시작하였다.

현재 국내기업이 추진 중인 유전자치료제 개발은 항암 유전자치료제가 큰 비중을 차지하고 있으며, 혈관 질환·감염성 질환 등에 대한 개발 연구도 진행되고 있다. 임상 2상 시험이 진행 중인 바이로메드 VM106과 동아제약의 VMDA3601은 임상시험이 종료되면 향후 희귀 의약품으로 환자에게 투여될 가능성이 있으며, 코오롱생명과학의 퇴행성 관절염치료제(임상 1상), 뉴젠팜의 전립선 암치료제(임상 2상) 등 9개의 유전자치료제가 임상 1상에서 임상 2상 단계 개발 중에 있다.

| 국내 유전자치료제 임상 현황

코드명	개발회사	임상단계	대상질환	치료유전자	전달벡터
VMDA3601	동아제약	II	허혈성 족부질환	VEGF	naked DNA
JX-594	녹십자	II	간암	TK, GM-CSF	Vaccinia virus
Theragene	뉴젠팜	II	전립선암	TK, CD	Adenovirus
VM106	바이로메드	I/IIa	만성육아종	gp91	Retrovirus
GX-12	동아제약	I	HIV 감염	HIV 항원, IL-12	naked DNA
VM202RY	바이로메드	I	허혈성 심혈관질환	HGF	naked DNA
TissueGene-C	코오롱생명과학	I	퇴행성 관절염	TGFb	Retrovirus
HB-110	동아제약	I	B형 간염	HBV 항원, IL-12	naked DNA
DW-418	대웅제약	I	두경부암	TERT, relaxin	Adenovirus

출처 : 바이오제품 시장 및 바이오기술개발 동향(지식경제부, 2010)

해외에서 승인된 유전자치료제가 국내에 수입되어 판매되는 경우에

제품	개발회사	개발단계	대상질환	유형
Gene therapy & DNA vaccines				
Gendicine	SiBiono	발매	두경부암 외	Adenovirus, p53
H101	Sunway BioTech	발매	두경부암	Oncolytic adenovirus
Collategene™	AnGes	NDA	허혈성 족부질환	Plasmid DNA, HGF
Cerepro®	Ark Therapeutics	III	뇌종양	Adenovirus, HSV TK(suicide gene)
Generx	Cardium therapeutics	III	심근허혈	Adenovirus, FGF-4
XRP0038	Sanofi-Aventis	III	허혈성 족부질환	Plasmid DNA, FGF-1
TroVax	Oxford Biomedica	III	신세포암, 대장암	MVA, 5T4 (tumor-associated antigen)
Allovectin-7	Vical	III	전이성 흑색종	Plasmid DNA, HLA-B7/ β2 microglobulin
Amolimogene	MGI Pharma	III	자궁경부암	DNA, HPV E6/E7
AMT001	Amsterdam Molecular Therapeutics	NDA (orphan)	고리포 단백혈증	AAV, LPL
TNFerade	GenVec	III	췌장암	Adenovirus, TNFα
Antisense				
Vitravene	ISIS Pharmaceuticals	발매	CMV 망막염	CMV immediate early gene(IE2) antisense
Mipomersen	ISIS Pharmaceuticals	III	유전성 콜레스테롤 과다	apoB-100 antisense
Genasense	Genta	III	흑색종	bcl-2 antisense
RNAi, Aptamers, Ribozymes etc.				
Macugen	Eyetech	발매	황반변성	anti-VEGF165 aptamer
Ampligen	Hemispherx	NDA	만성피로증후군	Immunostimulatory dsRNA
Bevasiranib	Opko	III	황반변성	siRNA, VEGF

출처 : 각사 홈페이지에서 발췌

는 국내에서 추가적인 임상 3상 시험이 필요하고 2년 정도의 시간이 소요됨에 따라서 유전자치료제의 국내시장 형성은 향후 5년 이내에 가능할 것으로 예상된다.

유전자 치료는 질병의 결과를 치료하는 것이 아니고 유전자를 이용하여 그 원인을 직접 치료한다는 이론으로 완벽한 신기술이다. 이러한 많은 희망과 가능성에도 불구하고 아직 넘어야 할 과제들이 많다. 현재 기능이 알려진 유전자는 소수에 불과하고, 유전질환의 경우에는 인종 간의 차이가 매우 커서 이를 어떻게 규명할 것인지도 큰 걸림돌이 되고 있다. 또한 대부분의 질환들은 몇 개의 유전자와 환경적 요인이 관련되어 있지만 복합적인 유전자의 결함으로 생긴 장애에 대해서는 전반적인 원인이 파악되지 못하고 있다. 이뿐만 아니라 유전자를 전달하는 도구들에 대한 안정성과 효율성이 더욱 강화되어야 하고, 대상 질환에 대한 많은 이해와 지식의 축적이 절실히 필요하다. 또한 많은 전임상 동물실험을 통하여 생체효과의 증명과 부작용에 대한 연구가 선행되어야만 한다. 유전자가 생명현상의 청사진을 담고 있다는 점을 감안할 때 유전자 치료법은 세포치료법 등의 신기술과 함께 궁극적인 치료법으로 자리 잡게 될 것으로 기대된다.

우리는 보통 유전이라는 말을 많이 사용한다. 일반적으로는 누구를 닮는 것을 유전이라고 하는데, 유전은 DNA 정보를 자식에게 물려주는 것에서 시작한다. 이 DNA는 이중나선구조로 네 개의 염기가 복잡하게 얽혀 있다. 이 중 한 개의 염기만 순서가 잘못 배치되어도 인간에게는 치명적인 병이 발생할 수 있다. 컴퓨터가 단지 0과 1의 두 가지 숫자만으로 엄청나게 복잡한 계산을 할 수 있듯이, 인간의 몸도 4가지의 염기를 가지고 엄청나게 많은 종류의 형질을 만들어낸다. 이 각각의 유전자가 어떤 형질을 만들어내는지 밝힐 수 있다면, 유전자 조작을 통하여 미래에 나타날 병을 예방하거나 치료할 수 있을 것이다. 또한 치료제도 개개인의 유전자 특성에 맞는 것을 개발할 수 있게 되므로 부작용 없는 의약품도 개발할 수 있게 된다. 앞으로 5년 정도가 지나면 이런 약품이 우리 눈앞에 나타나기 시작할 것이다.

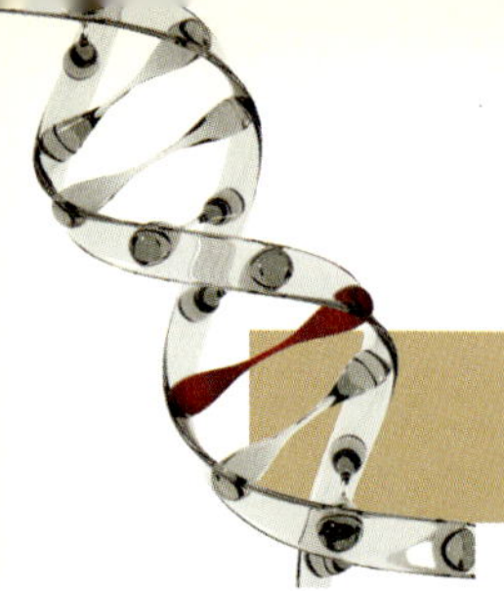

: : 장기이식이란?

자동차가 고장이 났을 때 그 고장 부위를 찾아 적당한 부품으로 교체하여 자동차가 정상적으로 운행하게 하는 것과 같이 신체 장기이식은 뇌사자나 장기 기증자로부터 장기를 적출하여 장기가 필요한 사람에게 옮기는 것을 말한다. 이 과정에서 새롭게 이식받은 조직이 새로운 환경에 적응하는 것은 쉽지 않다. 우리의 인체는 정교한 면역시스템이 존재하여 외부에서 유입되는 모든 물질에 대한 방어기전이 존재하기에, 이 방어기전을 얼마나 잘 속이고 얼마나 잘 피하느냐에 따라서 장기이식의 성공 여부가 결정된다.

: : 장기이식의 역사

문헌상 기록을 보면 고장 난 장기를 새로운 장기로 교체하는 장기이식 수술의 역사는 기원전 3세기로 거슬러 올라간다. 동양에서는 3세기경에 중국의 유명한 의사인 편작이 살아 있는 두 사람 간에 심장을 교환하는 심장이식 성공 기록이 있으며, 서양에서는 3세기경 코스마스(Cosmas)와 다미안(Damian)에 의한 하지 이식이 처음인 것 같다. 그 후 19세기에 들어 피부결손 부위의 창상 치유를 위한 피부이식이 임상적으로 시행되었으며, 1920년부터는 혈액이식인 수혈이 임상적으로 시행되었다. 1954년 미국의 머레이 교수팀이 일란성 쌍생아 간의 신장이식을 성공적으로 시행함으로써 현대 이식 수술이 급속한 발전을 하여 1963년 스타즐(Starzl)에 의한 간장이식, 1966년 켈리(Kelley)에 의한 췌장이식, 1967년 버나드(Barnard)에 의한 심장이식, 1968년 쿨리(Cooley)에 의한 심폐 동시이식 등이 차례로 시행되었다. 장기이식은 이제는 보편화된 치료 방법으로 확고한 위치를 차지하고 있다.

국내에서는 1969년 가톨릭의대 이용각 교수팀에 의해 신장이식이 처음으로 수행되었으며 1977년까지 연간 10건 정도 수행되었다. 1977년 의료보험 시행과 함께 이식 수술은 증가하였고, 1984년에는 연간 80건 정도 수행되었지만 이식 성공률은 60~70%에 불과하였다. 이후 면역 억제제의 발전과 함께 이식 성공률은 80% 내외로 증가하였고, 이식 건수도 꾸준히 증가하였다. 2000년 2월에 장기 및 뇌사에 관한 법률이 발효됨으로써 장기이식은 법적인 보호를 받게 되었다.

: : 장기이식의 문제점

❶ 장기이식이 필요한 사람은 많으나 장기는 절대 부족하다

장기이식에서 장기공여는 대부분 뇌사자를 통해 이루어진다. 뇌사자 한 명당 3~4건의 장기이식이 수행되고 있으며 연간 뇌사자의 장기 기증 현황이 늘어나고 있는 추세다.

하지만 동양권, 특히 유교사상에 근간을 두고 있는 한국 사회에서 일반 사망자의 장기기증은 여전히 부족한 상황이다. 예로부터 '신체발부 수지부모' 사상에 의해 신체에 칼을 대는 행위를 불효라 여기면서 시체에 대한 부검까지도 극도로 꺼리는 것이 현실이다. 하지만 식생활의 발달과 여러 가지 스트레스 때문에 장기손상 환자는 지속적으로 증가하고 있지만 수요에 비해 공급은 절대적으로 부족하여 장기이식 대기자가 사망하는 사례가 증가하고 있다. 그러나 다행히도 최근 들어 장기이식 캠페인과 의식 수준의 발달로 장기 기증자의 수가 증가하고 있다.

| 뇌사자 장기 기증 현황

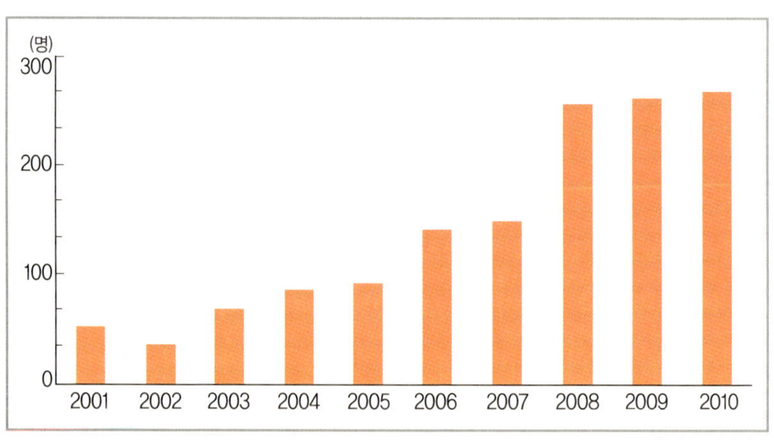

출처 : 나라지표

이식에 필요한 장기 부족은 많은 사회적 문제를 야기하고 있다. 공공 화장실을 가본 사람이라면 한 번쯤은 장기 매매와 관련된 광고문을 봤을 수도 있으며, 심지어 뉴스를 통해 해외원정 이식 사례 등을 접하기도 하였다. 이처럼 많은 사람들이 장기이식을 필요로 하지만 기증된 장기는 한정되어 있기 때문에 불법이 성행하고 있다.

❷ 나 아닌 것에 대한 거부

이식은 누구로부터 장기를 받느냐에 따라 성공률이 많이 달라진다. 이식의 종류는 자신의 세포나 조직을 자신에게 이식하는 자가이식(autograft), 유전자가 동일한 일란성 쌍둥이와 같은 개체들 사이의 이식인 동형이식(isograft), 유전자가 서로 다른 사람들 사이의 이식인 타가이식(allograft)으로 분류할 수 있으며, 돼지와 원숭이 같이 서로 다른 종의 조직을 이식하는 것을 이종이식(xenograft)이라고 한다.

| 이식의 종류

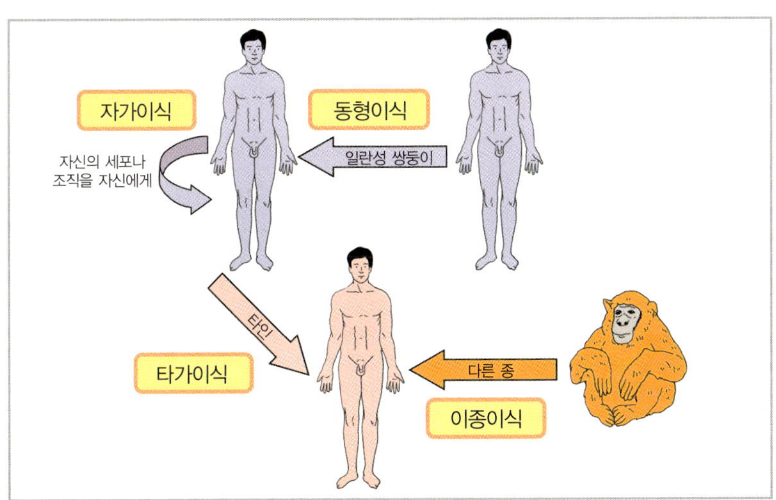

유전자형이 멀어질수록 면역반응 때문에 이식 성공이 어렵다. 유전자형이 동일한 자가이식이나 동형이식의 경우에는 수혜자의 면역세포가 이식된 세포나 장기를 외부 물질로 인지하지 않으므로 다른 큰 실수가 발생하지 않는다면 이식 성공률이 매우 높아진다. 하지만 타가이식이나 이종이식은 이식된 세포나 장기를 다른 외부 물질로 인지하여 이식 성공률이 낮아진다.

예를 들어 손상된 피부에 자기 자신의 피부세포를 이식하면, 이식된 피부세포에 의해 혈관이 생성되고 상처가 치유될 것이다. 반면 다른 사람의 피부세포를 이식한 경우에는 수혜자의 대식세포나 자연살해세포(natural killer cell)들이 이식된 세포를 외부 물질로 인지하고 공격하여 결국에는 이식이 실패할 확률이 높다. 이것이 이식을 할 때 가족이나 친인척을 상대로 적합자를 찾으려고 하는 이유다.

❸ 이식 거부반응

이식 거부반응은 빠르게 나타나는 정도에 따라 초급성 거부반응(hyperacute rejection), 급성 거부반응(acute rejection), 만성 거부반응(chronic rejection)으로 나눌 수 있다. 초급성 거부반응은 장기이식 후에 수 분 내지 수 시간 내에 이식 조직이 물렁해지고 국소 빈혈과 부종이 나타난다. 이는 이미 형성된 항체로 인해 발생하는 것으로 혈액형이 다른 혈액을 수혈할 때나 같은 조직을 재이식할 때 나타난다. 생성된 혈전은 이식된 조직 혈관에 축적되어 급성 염증반응을 일으켜 조직을 괴사시킨다. 이러한 경우에는 바로 이식된 장기를 제거해야 한다. 이를 미리 방지하기 위해서 반드시 임파구 교차적합검사(lymphocyte crossmatching)를 수행하여 이식 전에 수혜자가 이식할 기관에 대한 항체를 가지고 있는지 확인해야만 한다.

급성 거부반응은 수혜자의 면역체계를 구성하는 T 세포(T cell)가 이식된 기관을 구성하는 단백질 중 일부를 외부 물질인 항원으로 인지하고 항체를 생성하여 이식된 기관을 공격해서 일어난다. 이와 같은 반응은 면역억제제를 투여하지 않았을 때, 항원을 인지하고 항체가 생성되므로 이식 후 2주 내지 3개월 이내에 나타난다. 일란성 쌍둥이 사이에서 이식한 경우를 제외하고 대부분의 이식에서 어느 정도의 급성 거부반응이 일어나지만, 강력한 면역억제제 개발로 대부분 예방할 수 있다.

그러나 면역억제제의 사용으로 처음에는 거부반응이 나타나지 않더라도 몇 달이나 몇 년이 지난 후 급성 거부반응이 나타날 수 있다. 이 경우 바로 발견하고 치료하면 큰 문제가 되지 않는다. 적절한 치료를 하지 않으면 이식된 장기가 손상될 수 있다.

만성 거부반응은 동종이식을 받고 면역억제 치료를 받고 있는 사람에게서 6개월 후부터 수년에 걸쳐 나타날 수 있으며 이식된 장기가 기능을 잃는 현상이다. 긴 기간에 걸쳐 염증반응이 지속될 경우, 이식된 부위의 혈관조직이 섬유화해 동맥경화가 유발되고 이식 조직에 산소가 공급되지 않아 조직이 괴사된다. 만성 거부반응은 치료가 힘들고 다시 정상으로 돌아갈 수 없다. 유일한 치료 방법은 다시 장기를 이식하는 것이다.

❹ 장기이식 거부반응의 이유

인체는 자신의 조직이 아닌 외부 물질이 들어올 경우 내 몸에 나쁜 영향을 주는 항원으로 인식하고 제거 및 공격을 하는 면역계를 가지고 있다. 면역계가 인체에 들어온 이물질을 침입자로 여겨 내 것으로 인지하지 않고 공격하는 현상이 바로 면역 거부반응이다. 예를 들어 다른 유전인자를 가진 조직을 이식할 때 면역억제제를 사용하지 않으면 수혜자의 면역체계는 이식된 조직을 외부 물질로 인지하여 면역 거부반응을 일으킬 것이다.

우리 인체는 두 가지 항원계를 이용하여 이식된 장기나 세포의 조직적합성 여부를 판단한다. 첫 번째 항원계는 ABO식 혈액형으로 수혈의 규칙에서 쉽게 이해할 수 있다. 혈액형은 적혈구 표면에 나와 있는 항원과 혈액 속에 들어 있는 항체에 의해 나타나며 A형, B형, O형, AB형이라는 4가지 형태로 표현된다. A형은 적혈구 표면에 A형 항원(또는 응집원)을 가지고 B형은 B형 항원을 가지고 있으며 AB형은 A, B형 항원을 모두 가지고 있다. 그리고 O형은 적혈구 표면에 A형, B형 항원이 모두 존재하지 않는다.

혈액 속에 들어있는 항체는 이와 반대다. A형은 항 B형 항체(또는 응집소)를 가지고 있으며 B형은 항 A형 항체, O형은 이 두 가지 항체를 모두 가지고 있고 AB형에게는 이 두 가지 항체가 모두 없다. 만약에 A형 조직을 B형에게 이식한다면 초급성 거부반응이 일어날 것이고, O형 조직을 A형에게 이식한다면 약간의 용혈현상(hemolytic reaction)만이 일어날 것이다. 혈액형은 조직적합성에 상당한 영향을 미친다.

두 번째 항원계는 주조직적합성복합체(Major Histocompatibility Complex, MHC)다. 사람의 긴 유전자 배열 가운데서 MHC는 면역체계 중 항원 인식을 담당한 유전자로 특별히 사람의 MHC 유전자를 인간

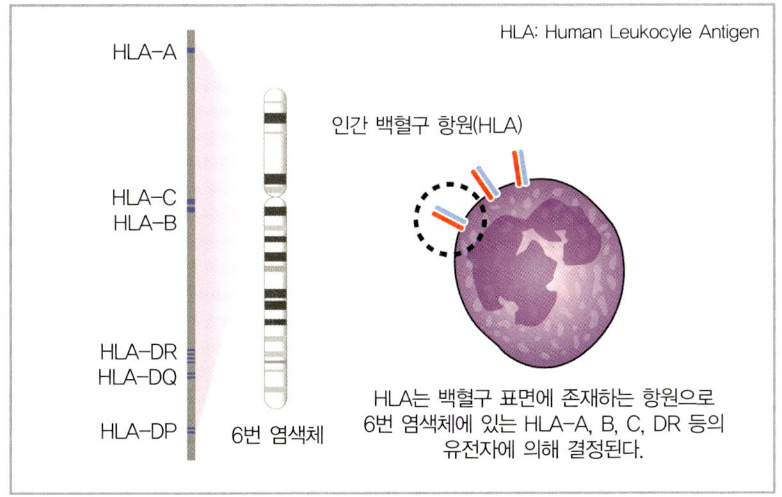

백혈구 항원(Human Leukocyte Antigen, HLA)이라고 하며, 사람의 상 염색체 6번 단완부에 위치하고 있다. 모든 핵을 지닌 세포의 표면에 존 재하는 당단백질 분자인 HLA 항원은 자신(self)과 비자기(non-self)를 구분한다. 예를 들어 이식된 세포나 장기에 수혜자의 몸과 같은 편이라 는 표시인 HLA 항원이 존재하지 않는다면, 곧바로 백혈구와 같은 면 역세포가 공격할 것이다. 한마디로 자신을 나타내는 HLA 항원은 주민 번호와 같은 역할을 수행한다고 생각하면 된다. HLA 항원의 인식은 세포들의 표면에 있는 특정 수용체들에 의해 이루어진다.

마치 ABO 혈액형이 맞지 않으면 수혈이 안 되는 것처럼 HLA 유형 이 맞지 않은 사람끼리 장기를 이식 받으면, 이식에 따른 면역 거부반 응이 발생할 수 있다.

HLA계는 1958년 다우세트에 의해 발견되었으며 크게 세 개의 클래

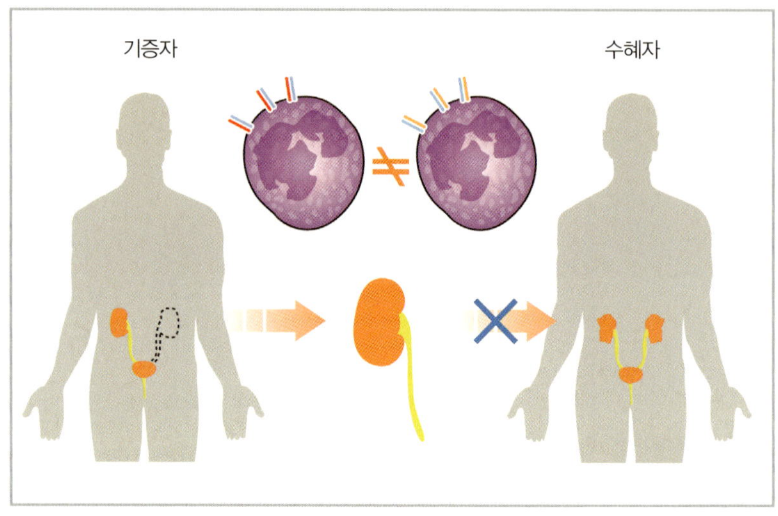

스(class)로 분류된다. 클래스 I은 A, B, C로 T 세포에서 발현되고, 클래스 II는 DR, DP, DQ로 B 세포에서 발현된다. 그리고 클래스 III에 C2, C4가 존재한다. 이 중 클래스 I과 클래스 II가 장기이식에서 중요한 역할을 한다. 클래스 I의 세포독성 T 세포(cytotoxic T cell)는 암세포나 바이러스에 감염된 세포를 제거할 때 작동하며, 클래스 II는 외부 물질에 대한 항체 생성이나 세포중재면역(cell-mediated immune)에 관여한다. 현재 장기이식을 위한 HLA 유형 검사 중 중요도는 DR 〉 B 〉 A 순으로 고려되고 있다.

멘델의 유전 법칙에 의해 HLA 유형 일치율을 계산해보면, 부모에게서 각각 반씩의 HLA 유전자를 유전받기 때문에 부모와 자식 간에는 50%, 형제간에는 25%다. 하지만 타인 간에 일치할 확률은 2~3만분의 1 정도다.

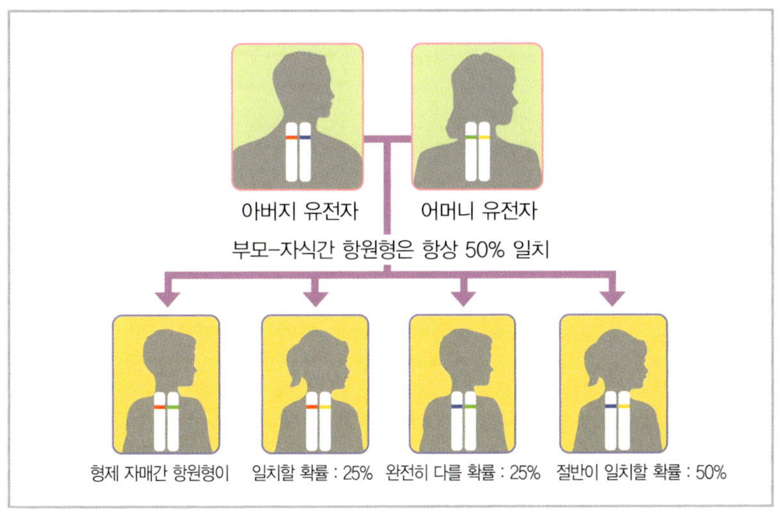

❺ 이식거부반응의 해결 방안

장기이식의 가장 큰 난관은 이식거부반응, 기증된 장기 부족, 유전체 정보 부족이다. 오래 전에 이식에 필요한 외과적 문제점들은 극복되었지만, 이식거부반응은 정확한 이유조차 알 수 없어서 해결할 수 없는 과제라고 생각했었다. 하지만 이식거부반응의 원인이 면역문제라는 사실이 밝혀지면서, 연구자들은 면역억제제 개발에 박차를 가하였다.

면역억제제는 항원자극에서 항체생성까지 이르는 동안에 대식세포에 의한 항원의 탐식, 림프구에 의한 항원인식, 항체생성 등의 과정을 저해한다. 게다가, 대부분의 면역억제제는 항종양 활성을 가지고 있어서 DNA 장애, DNA 합성저지 등을 매개로 하여 면역세포(T 세포와 B 세포) 분열을 저지한다. 이와 같이 면역억제제는 주로 면역계 세포의 활성이나 증식을 억제하는 기능을 이용하여 면역거부반응을 감소시킨다.

약제 계열	시판되는 약제
스테로이드	프레드니소론, 칼코트, 프란딘
아자치오프린	이뮤란
사이클로스포린 A	뉴오랄, 사이폴 엔, 임플란타
타크로리무스	프로그라프, 타크로벨
마이코페노릭 산	셀세프트, 마이폴틱
mTOR 억제제	시로리무스(rapamune), 에버로리무스(설티칸)
브레드닌	미조리빈
항 림프구 항체	OKT3, ATG, ALG, 시뮤렉트, 제나팍스

면역억제제 치료 시에 가장 유의할 점은 환자가 얼마나 약물치료에 잘 순응하는가에 따라 이식 장기의 성적이 좌우된다는 점이다. 대부분의 환자들은 이식 초기에 면역억제제 복용을 잘한다. 그런데 한두 해가 지나고 나면 약물 복용을 1~2회 빠트려도 증상에 별 변화가 없다는 것을 알게 되면서 자의적으로 병원 진찰이나 약물 복용을 중지하게 된다. 그러나 이런 환자들은 면역억제제 치료를 중단함에 따라 이식된 장기가 제대로 기능하지 못하게 되어 결국에는 장기 재이식을 요구하거나 사망에 이른다. 따라서 고형장기 이식 후에는 이식 장기 거부반응을 예방하기 위해 평생 동안 면역억제제를 복용하는 것이 이식거부반응 예방의 원칙이다.

면역억제제를 복용하면 감염증이나 악성종양과 같은 합병증이 올 수 있지만, 약물 부작용에 비해 장기이식의 효과가 더 크기 때문에 환자들은 장기이식을 원하고 있다.

❻ 장기 부족의 해결 방안 제시

이식 장기 부족에 대한 해결 방안 중 첫 번째가 다른 종의 장기를 이식하는 이종이식(xenograft)이다. 이종이식은 부족한 이식 장기의 공급을 원활하게 하여 생명이 경각에 달린 이식 대기 환자들에게 도움을 줄 수 있다. 이종이식에 사용되는 동물 중 돼지의 장기는 사람의 것과 크기와 유전자 배열이 유사하여 장기이식에 유리하다. 하지만 유전자의 구조가 인간과 완전히 일치하지는 않기에 인체의 면역체계는 초급성 거부반응을 일으킬 수 있다. 이식거부반응을 최소화하기 위해 면역억제제와 함께 여러 방법이 동원되고 있지만 현재까지 만족스러운 결과를 얻지 못하고 있다. 동물의 장기를 사람에게 적용시키기 위해서는 이물질을 자신으로 오인하게 만들 수 있는 완벽한 면역억제제를 개발하거나 인간에게 장기를 이식할 동물에게 유전자적인 변이를 일으켜서 인체의 조건과 일치하게 만들어야 하는 과제가 남아 있다.

두 번째 해결 방안은 대체 장기 생산으로 인공심장, 인공신장 및 인공혈액과 같은 인공장기의 개발이다. 인공장기는 개발의 한계점과 제작된 인공물이 인체에 미치는 영향을 모른다는 문제점을 가지고 있다. 하지만 미래에 인공장기가 완성된다면, 반영구적이고 언제든 교체가 가능하기에 노후로 인한 기능 저하나 질환 발생 시 부담 없이 사용할 수 있을 것이다.

마지막 해결 방안은 줄기세포를

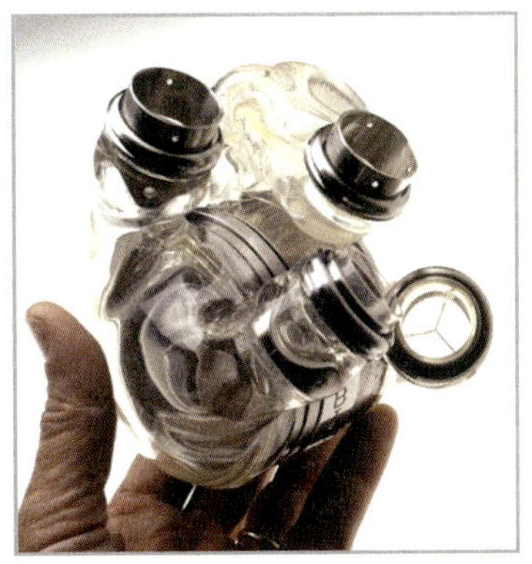

| 미국 Jarvik Heart 사의 인공심장

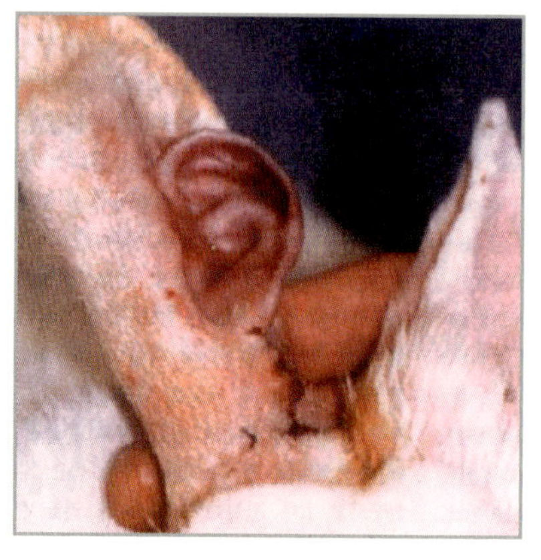

이용하여 손상된 장기를 복구하는 것이다. 성체줄기세포를 이용해 장기를 만들거나 세포 치료제를 만드는 연구가 활발히 진행되고 있으며, 특히 자가 세포나 줄기세포를 이용한 치료 방법은 이식거부반응에 대한 걱정을 없앨 수 있어 각광을 받고 있다.

줄기세포만 가지고는 목적한 장기의 조직세포와 형태를 제작할 수 없기에 조직 공학 기술과 연계하여 피부, 연골, 뼈, 근육 등의 조직들이 제작되고 있다. 삼차원 구조체인 스캐폴드(scaffold)에 줄기세포나 여러 기관에서 분리한 세포들을 삽입하여, 구조체 내에서 세포들은 분화시키고 성장시켜 기관과 유사한 구조를 지닌 장기를 형성하는 방식이 그것이다. 그 예로 인간 귀의 모양을 한 스캐폴드에 인간 연골세포를 이용하여 토끼 귀에서 인간 귀 대체물을 만들었다.

❼ 생체정보은행을 이용한 장기이식 문제 해결 방안

이식거부반응이 멘델의 유전 법칙에 의해 유전되는 인간 백혈구 항원(HLA) 유전자 유형에 의해 유발된다는 것을 앞선 장에서 설명하였다. 따라서 성공적인 타가 장기이식이나 세포이식을 위해서는 동일하거나 일치율이 높은 HLA 유형을 찾는 것이 가장 중요하다. 생체정보은행을 통해 많은 사람들의 HLA 유형에 관한 자료가 수집된다면, 유전자가 일치하는 사람을 검색하여 높은 이식 성공률을 보장할 수 있을 것이다. 예전에 만성 골수병을 앓고 있던 입양아 성덕 바우만 군의 사연이 소개되면서 그를 돕기 위해 많은 사람들이 골수 기증에 참여하였다. 다행히도 그의 골수와 맞는 기증자로부터 골수이식을 받아 병을 치유할 수 있었다. 만약 생체정보은행이 미리 구축되었으면 어떠했을까? 아마도 보다 쉽고 빠르게 이식에 필요한 자료를 찾아 신속한 치료를 수행할 수 있었을 것이다.

장기에 치명적인 기능 저하나 문제가 발생하면 이식이 현재로서는 가장 최선의 치료법이다. 그러나 장기기증자가 발생환자에 비하여 적고, 이식거부반응이라는 치명적인 부작용이 장기이식을 어렵고 하고 있다. 이식거부반응은 내 몸이 아닌 것을 공격하는, 인체의 자연스러운 활동이다. 따라서 내 몸과 같은 조직의 장기를 만들 수 있다면 장기부족과 이식거부반응이라는 두 가지 난제를 모두 해결할 수 있다. 생체정보은행의 활성화는 그와 같은 가능성을 더욱 앞당길 것이다.

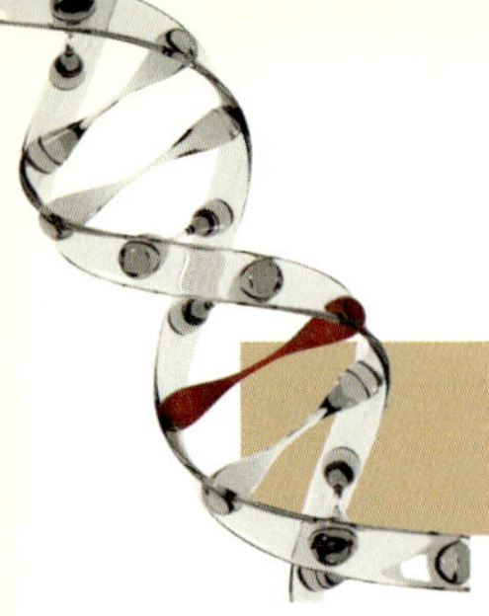

03 항암 치료 분야

: : 암이란?

눈싸움 장면으로 유명한 〈러브스토리〉는 1970년에 개봉한 작품으로 가슴 아픈 사랑을 그린 영화다. 이 영화에서 여주인공 제니는 백혈병으로 죽는다. 여기서 백혈병은 정상적인 혈액세포가 불분명한 이유로 인해 암세포로 전환되어 생기는 일종의 혈액암으로 악성종양을 말한다.

우리 몸의 세포는 고정되어 있지 않고 계속 순환한다. 한 번 생성된 세포가 죽을 때까지 변화하지 않고 존재한다면 사람은 암으로 고통 받을 이유가 없을 것이다. 하지만 세포는 살아 있는 생명체로서 자연의 순환 원리에 따른다. 오래되고 기능이 떨어진 세포는 자연사멸과정(apoptosis)에 의해 제거되고, 감염이나 다른 이유로 손상된 세포는 괴사(necrosis)라는 과정에 의해 제거된다. 뿐만 아니라 제거된 세포는 식균세포에 의해 다시 자원으로 활용된다. 그리고 사멸되거나 제거된 세

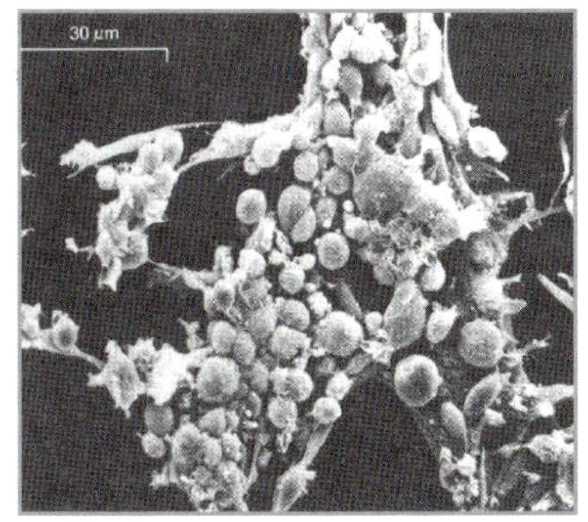

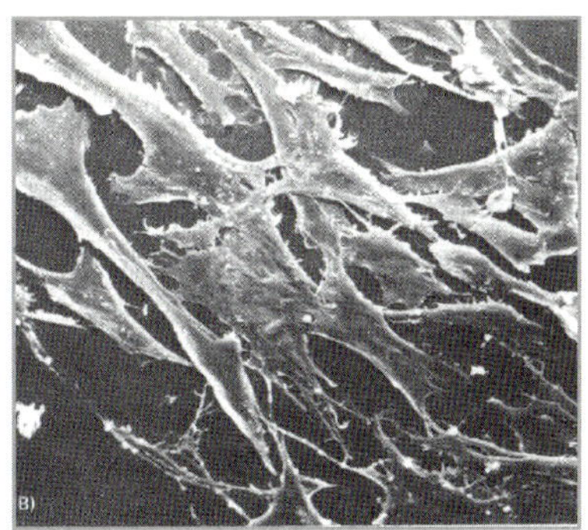

포 자리에는 새로운 세포가 만들어져서 그 기능을 수행하게 된다. 다시 말해서 정상세포들은 생성, 성장과 증식의 자연스러운 순환을 조절함으로써 몸의 항상성을 유지한다.

이런 정상세포의 자연스러운 순환관계가 무너진 암세포에서는 어떤 특징이 나타날까?

첫 번째, 암세포는 무제한 증식하게 된다. 예를 들어 피부에 상처가 생겨 일부 피부세포가 소실되는 경우에는 상처 주위의 세포들이 분열해 상처를 메우고 나면 더 이상 분열하지 않는다. 대부분의 정상 세포들은 세포분열로 숫자가 늘어나더라도 일부 세포가 자연적으로 소멸되기에 전체적인 세포 수는 일정하게 유지된다. 그러나 암세포는 이러한 세포 분열의 조절 기능을 잃어버린 상태이기 때문에 세포들이 적정 수준 분열한 이후에도 계속해서 분열한다. 우리가 암을 흔히 종양 덩어리로 여기는 이유가 바로 이러한 특성 때문이다.

두 번째, 암세포는 세포 본연의 성질을 잃어버린다. 근육세포가 수축 운동을 하고 소화샘을 구성하는 세포가 소화효소를 분비하는 것처

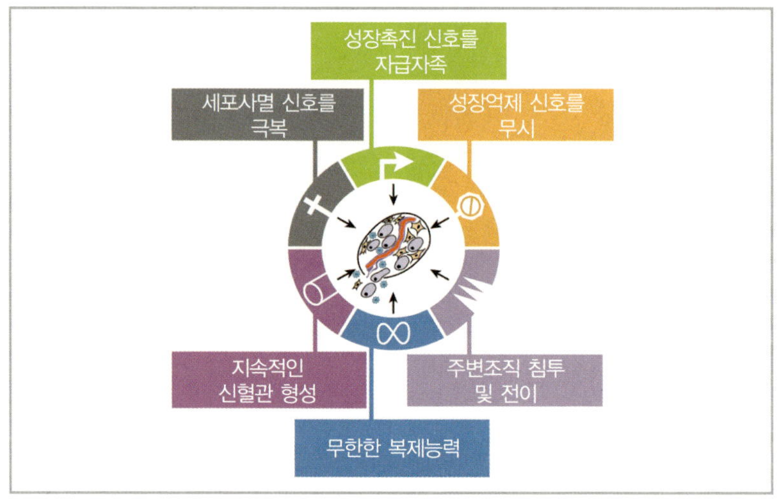

럼, 우리 몸을 구성하는 세포들은 각각 자신만의 고유한 기능을 가지고 있다. 그러나 대부분의 암세포는 자신의 고유한 역할을 잃어버린 상태이기 때문에 아무런 기능도 하지 않고 무제한 분열하는 쓸모없는 세포 덩어리로 만들어지는 것이다.

세 번째, 암세포는 자기 자리를 지키지 않는다. 혈관을 타고 온몸을 돌아다니는 적혈구나 백혈구를 제외하면 대부분의 세포들은 자신들의 고유한 위치에서만 분열하며 본연의 역할을 수행한다. 마치 머리카락 세포가 아무리 증식한다고 하더라도 두개골이나 뇌 등 다른 장기까지 자라서 들어가지 않는 것과 마찬가지다. 하지만 피부에 발생한 피부암은 피부를 통과하여 피하지방과 근육층까지 침윤해 들어간다. 이처럼 암세포는 자신의 위치를 벗어난 범위까지 침범하면서 증식하는 특성을 가지고 있다. 따라서 조기에 암 제거 수술을 받지 않으면 수술 범위

원인	국제암연구소[1]	미국 국립암협회지[2]
흡연	15~30%	30%
만성 감염	10~25%	10%
음식	30%	35%
직업	5%	4%
유전	5%	–
생식요인 및 호르몬	5%	7%
음주	3%	3%
환경오염	3%	2%
방사선	3%	3%

1) 세계보건기구 산하 국제암연구소 발행, World Cancer Report 2003
2) 세계보건기구 National Cancer Control Program

밖에 남아 있던 암세포가 다시 증식하면서 암이 재발될 수도 있다.

네 번째, 암세포는 전이한다. 암세포가 주변 조직까지 침범해서 자라다보면 혈관이나 림프관을 만나게 된다. 혈관이나 림프관은 혈액이나 림프액이 이동하는 파이프 역할을 하는 구조물이기 때문에 암세포가 몸 속 다른 장소로 이동할 수 있는 통로가 된다. 일단 암세포가 혈관이나 림프관 속으로 들어가면 적당한 다른 장기나 조직에 정착한 후 증식하면서 또 다른 암세포를 형성하게 된다. 이를 전이라고 칭하고, 이렇게 전이된 암은 또 다시 제3의 장소로 전이를 하게 되어 결국 전신으로 암이 퍼지게 된다.

암은 정상세포가 유전이나 발암물질 노출과 같은 환경요인으로 인해서 유전자 변이가 생기며 이때에 발암유전자(oncogene)와 암억제유전자(tumor suppressor gene)의 균형이 깨지면서 발생한다고 알려져 있다. 그러나 아직도 암의 원인은 명확하게는 밝혀지지 않고 있으며 여러 역학 연구를 통해서 발암 요인과 암 발생 간의 인과관계에 근거하여 위험요인 들을 밝혀내고 있다. 세계보건기구(WHO)의 산하기구인 국제암연구소 (IARC) 및 미국 국립암협회지에서 밝힌 암의 원인은 앞의 표와 같다.

앞의 표처럼 암 발생 원인의 70% 정도는 흡연, 감염, 음식 등의 환경요인이 주이며 유전적인 원인이 5%다. 이를 감안하면 생활양식의 변화를 통해 암의 예방이 어느 정도 가능하다는 것을 알 수 있다.

우리나라는 전국 단위 암 발생 통계발표를 시작한 1999년 이후 2009년까지 연평균 3.4%의 암 발생 증가율을 보이고 있으며, 남자 (1.6%)에 비해 여자(5.5%)가 높은 증가율을 보였다. 2009년 암 발생 통계분석 결과, 남녀를 합해 2009년에 가장 많이 발생한 암은 갑상선암 이었으며, 위암, 대장암, 폐암, 간암, 유방암, 전립선암의 순으로 많이 발생한 것으로 조사되었다.

| 주요 암종 발생분율(2009, 보건복지부)

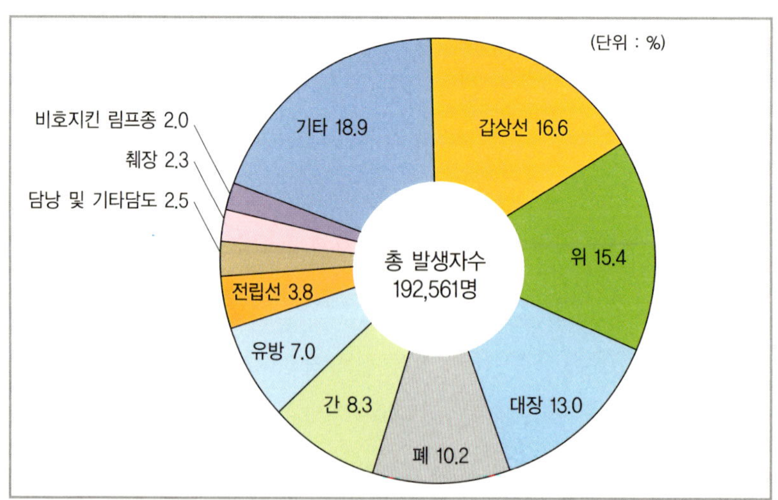

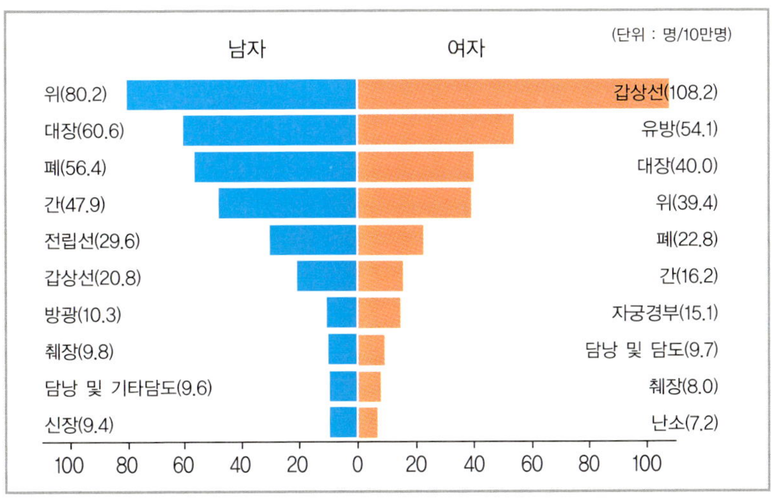

암 발생 증가의 원인은 노인인구 증가, 암 진단 기술발달 및 조기검진 활성화, 서구형 식생활 등의 생활습관의 변화로 분석된다. 우리나라 국민이 평균수명인 81세까지 생존할 경우 암에 걸릴 확률은 36.2%로, 3명 중 1명은 암에 걸리는 것으로 분석되었다. 남자의 경우는 5명 중 3명, 여자는 3명 중 1명이 발생하는 꼴이다. 그러나 암 생존율 분석 결과 암환자의 5년 생존율은 2005~2009년 자료에 의하면 62%로 증가되고 있으며, 암 진단 후에 남자 암환자는 10명 중 절반 이상, 여성 암환자는 10명 중 7명 이상이 장기 생존하는 것으로 나타났다. 국민의 식 수준의 향상과 암 치료 기술의 발달 덕분에 암 생존율은 지속적으로 증가할 것이다.

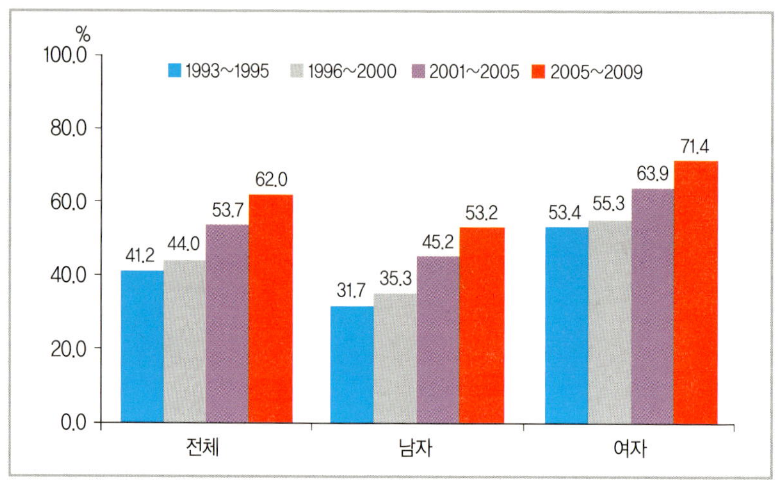

　　그렇다면 세계에서 암 발생률이 가장 높은 나라는 어디일까? 정답은 의외의 곳이다. 국제암연구소에서 공개한 2008년 국가별 암 발생률 통계 자료에 의하면 암 발생률 세계 1위 국가는 세계에서 가장 살기 좋은 나라로 꼽히기도 하는 '덴마크'였다. 덴마크는 암 관련 통계에서 인구 구성이 다른 지역 간, 국가 간 혹은 시기 간을 비교할 때 주로 적용하는 연령표준화 발생률(age-standardized incidence rate)에서 321.1을 기록하여 조사대상 국가 182개국 가운데 1위를 차지하였다. 덴마크뿐만 아니라 호주, 뉴질랜드, 노르웨이, 캐나다 등 생활수준이나 환경이 최고라 평가되는 국가들이 암 발생률 상위 10위권 안에 포진하고 있다는 것은 자연환경보다는 생활습관이나 고지방, 고단백 식습관과 더욱 밀접한 관계가 있음을 알려준다. 우리나라는 암 전체 발생률에서 23위를 차지하였고, 위암 발생률에서는 1위에 올라가 있어 음식 문화의 심각성을 깨닫게 해주고 있다.

: : 암의 진행 단계

암은 그 종류에 따라 다양한 증상을 나타내며 진행 단계에 따라 다른 치료법이 적용된다. 대부분의 조기암은 증상이 나타나지 않으며 암이 진행되어 큰 덩어리를 형성해 주변에 있는 구조물이나 혈관 및 신경 등을 자극하면 증상이 나타난다. 이런 증상이 나타나는 시기는 암에 따라 다르다.

예를 들어 뇌는 좁은 공간 안에 복잡한 조직이 있으므로 암이 생성되면 바로 증상이 나타난다. 하지만 췌장암은 주위에 복잡한 장기나 기관이 없으므로 상당한 크기로 자랄 때까지 증상이 나타나지 않는다. 암이 커지면 장기 내관을 막아서 변비 증상이 나타나거나 기관지암의 경우 잦은 기침이 나타나고 폐암의 경우 각혈을 한다.

암이 진행되는 단계에 따라 표시하는 특정한 방식이 있다. T(Tumor, 종양)는 암이 발생한 부위에서 종양의 크기와 침윤 정도를 나타내며, N(Node, 림프절)은 암 발생 부위에서 주변에 있는 림프절로 얼마나 퍼졌는지를, M(Metastasis, 전이)은 몸의 다른 장기로 얼마나 퍼졌는지를 나타낸다.

일반적으로는 조기암, 진행암, 말기암으로 구분되며 암의 종류에 따라 치료가 포함된 진행 단계가 1기, 2기, 3기, 4기로 나누어진다. 1기(T1, N0, M0)는 암이 발생한 부위에서 침윤되고 있으며 림프절이나 다른 장기로 전이가 되지 않은 상태로 수술로 절제 가능하며 생존율이 가장 높다. 2기(T2, N0-N1, M0)는 주위 조직이나 근접 림프절로 약간 전이되었으며 수술로 절제 가능하나 완전 절제는 불확실하며 생존율이 약 50%다. 3기(T3, N2, M0)는 종양이 뼈나 더 깊은 부위로 침윤되며 림프절로 전이가 되어 있는 경우로 수술은 가능하나 절제는 불가능하며 생존율은 약 20%다. 4기(T4, N3, M1)는 다른 조직에서도 암이 나타나며 수술이 불가능하고 생존율이 5%로 희박하다. 이와 같이 암은 진행 단계에 따라 다양한 수술과 치료법이 사용된다.

: : 암의 치료 방법

암과의 전쟁은 1971년 12월 23일 미국 닉슨 대통령의 '암과의 전쟁' 선포로 시작되었다. 선포 20년 후, 의사들과 과학자들은 여전히 암과의 전쟁에서 인류가 암을 정복하지 못했다고 결론을 짓고 '암과의 공존'이라는 새로운 암 치료 키워드를 내세웠다. 다시 말해서 20세기에는 찾아내서 파괴해야 할 대상이었다면, 21세기에는 표적을 삼아서 관리하는 대상으로 변경된 것이다.

2010년 통계청 자료에 따르면 한국인의 10대 사인은 암(악성신생물), 뇌혈관 질환, 심장 질환, 고의적 자해(자살), 당뇨병, 폐렴, 만성하기도 질환, 간 질환, 운수사고, 고혈압성 질환으로 총사망자의 70.8%를 차지하였고, 이 중에서 암이 사망원인의 상당히 큰 부분을 차지하고 있다.

현재 사용하는 암 치료법은 물리적 치료법과 생물·화학적 치료법으로 나눌 수 있다. 물리적 치료법은 수술, 방사선 치료, 광역학 치료, 레이저 치료 등이 있으며, 생물·화학적 치료법은 항암화학 치료, 면역 치료, 호르몬 치료, 유전자 치료 등이 속한다. 이들 치료법들은 암

치료를 위해 단독으로 사용되거나 병행하여 사용한다.

일반적으로 외과수술은 암의 각 단계에 따라 광범위하게 시행한다. 초기암은 대체로 외과수술로 치료가 가능하지만, 암이 많이 진행되었거나 전이가 시작된 암은 수술만으로 완전히 치료할 수가 없어 다른 방법을 같이 사용한다.

방사선 치료는 외부에서 방사선을 조사하거나 체내에 방사선 물질을 투여하는 방식으로, 수술로 제거할 수 없는 부위나 방사선에 민감한 암에 사용하며 수술이나 다른 요법과 병행하여 사용할 수 있다.

생물·화학적 치료법은 항암제를 경구나 주사를 이용하여 체내에 주입, 암세포 증식에 필요한 유전자나 단백질을 제거하거나 억제하는 방법

| 암 치료 방법

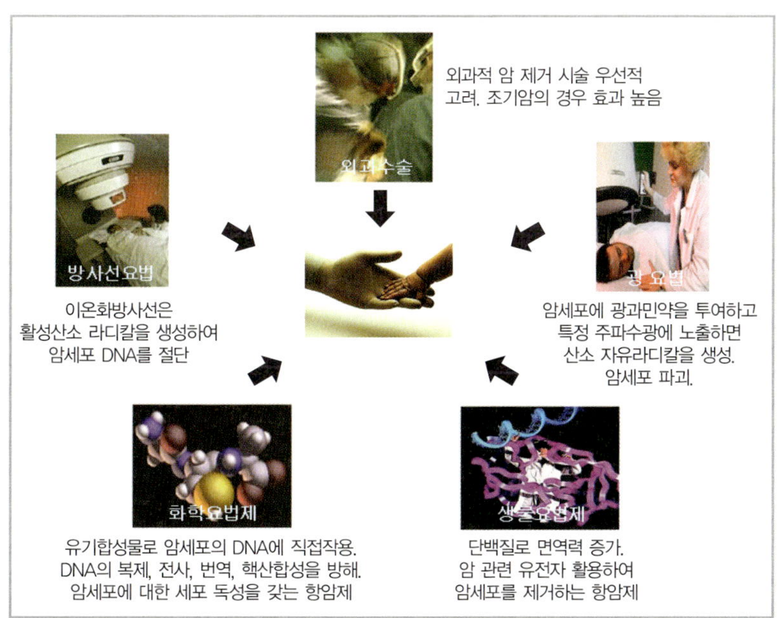

이다. 항암제를 이용하는 약물 치료는 수술이나 방사선 치료와 병행할 수 있으며 신체의 모든 부분에 도달할 수 있으므로 전이된 암에도 사용할 수 있다. 항암제는 크게 화학요법제와 생물요법제로 분류한다.

❶ 화학요법제

화학요법제는 주로 DNA에 직접 작용하여 DNA의 복제, 전사, 번역 과정을 방해하여 세포 분열을 억제한다. 이런 작용으로 암세포에 대한 독성을 가지는 약제를 총칭하여 화학요법제라 한다. 화학요법제의 종류는 핵산 알킬화제, 대사길항제, 천연물 유래 및 호르몬제 등이 있다.

간략히 설명하면, 암세포는 정상세포와 달리 비정상적인 세포의 증식을 한다. 알킬화제로 이런 증식하는 세포의 염기와 결합하든지 염기 상호간의 결합을 방해하여 DNA 복제를 막는다. 대사길항제는 암세포의 생장에 필수적인 생합성경로(生合成經路)를 저해하여 암세포를 사멸시키는 항암제다. 이들은 구조적으로 생체 내 생합성경로에 필수적인 대사물질과 분자구조가 유사하다. 그러므로 이들이 중요한 생합성경로를 차단하여 세포의 활동을 억제하고 사멸을 유도한다.

천연물 유래 항암제는 전통의학에서 유래한 처치방법들을 토대로 하여 천연물질에서 찾아낸 항암제다. 미국 국립암센터(National Cancer Institute, NCI)에서는 1960년대부터 약 35,000종의 식물을 대상으로 항암효과를 나타내는 물질을 찾아내기 위해 스크리닝하였다. 현재까지 천연물 유래의 항암제 중 가장 널리 사용되고 있는 항암제는 주목류에서 생산되는 택솔(taxol)로서 유방암, 난소암의 치료에 사용되고 있다. 택솔류는 세포 분열 시 미세관(mircotubule)을 안정화해 세포분열을 정지시킴으로써 항암효과를 나타낸다.

그러나 이런 화학요법제는 암의 완치보다는 증상완화의 방법으로 사용되고 있다. 암의 증상과 증후를 일시적으로 제거해주고 수명을 연장시켜주는 수준이다. 비록 항암제가 상당히 발전해왔음은 분명하지만, 현재 사용되고 있는 화학요법제는 부작용과 항암제 내성 등의 문제점을 가지고 있다. 화학요법제는 세포독성 약물로서 암세포뿐만 아니라 정상세포에도 독성을 가지고 있다. 따라서 정상세포 같은 원하지 않는 부분에 악영향을 끼치는 부작용이 있다. 정상세포보다 왕성하게 증식하는 암세포에 보다 많은 독성을 보이는 것이 사실이지만, 인체 내에는 새로운 세포의 증식이 왕성하게 일어나야 하는 부분도 있어서 이들에 미치는 부작용이 심각하다.

세포의 증식이 활발히 일어나는 골수, 모낭(모근세포), 위장관 내피세포 등은 화학요법제의 영향을 많이 받기 때문에 약물치료를 받는 환자들은 골수에서 만들어지는 세포들에 부작용이 일어나 면역에 문제가 발생한다. 면역에 관계된 백혈구의 감소, 혈액응고에 관련한 적혈구, 백혈구 및 혈소판의 감소 등으로 세균감염, 자연출혈, 탈모, 메스꺼움 및 구토 등의 증상이 나타난다.

화학요법제의 또 다른 문제점으로는 약제에 대한 내성(drug resistance)이다. 약제에 대한 내성은 항암 약물치료를 할 때에 처음에는 효과가 잘 나타나다가, 점차 그 효과가 줄어드는 현상으로 결국은 치료에 실패하는 가장 큰 요인이 되기도 한다. 특히 어떤 한 종류의 약물치료를 받다가 이와는 다른 화학구조나 작용기전의 약물에 대해서도 내성을 나타내는 다약제 내성(multidrug resistance) 문제는 항암제 개발에서 중요하게 고려해야 할 점으로 꼽히고 있다.

❷ 생물요법제

생물요법제는 우리 몸이 원래 가지고 있는 면역 기능을 회복시키거나 증가시켜서 암의 진행을 억제하는 것을 근거로 삼는 요법이다. 암세포에 대한 인체의 면역체계는 크게 두 가지로 분류할 수 있다. 선천성 면역과 적응성 면역인데 이 둘은 서로 밀접하게 연관되어 있다. 본래 우리 몸은 면역 기능이 제대로 가동되면 암세포들을 효과적으로 사멸시킬 수 있지만 그렇지 않은 경우에는 암세포가 쉽게 증식하거나 혹은 다른 외부물질에 의해서 쉽게 공격을 당하게 된다. 화학요법제를 사용하면 정상세포가 해를 입어 면역기능이 떨어질 수 있는데, 생물요법제는 그 단점을 보완한다. 현재 사용되거나 개발 중인 생물요법제는 사이토카인, 단일 항체나 재조합 항체, 암백신, 유전자치료제 등이 있다. 그 중에서도 특히 표적 치료제인 항체 의약품과 암 백신 개발이 괄목할 만하다.

❸ 표적 치료제

지금까지 화학요법제가 무차별 공격을 하였다면, 표적 치료제는 암의 원인이 되는 암 유전자를 선택적으로 공격하여 암세포만 죽이고 정상세포에는 영향을 주지 않는 특화된 항암제다. 또한 부작용이 현저히 적어서 일반적인 생활을 하는 데 큰 무리가 없으며 치료효과도 뛰어나다. 표적 치료제는 항체(허셉틴 등), 신호전달차단제(글리벡, 이레사 등), 혈관생성차단제(아바스틴 등), 세포사멸촉진제(벨케이드 등), 암 백신 등으로 구분할 수 있다. 몇 개를 예로 살펴보도록 하겠다.

허셉틴(herceptin)은 유방암에서 과발현되는 암 항원인 HER-2(상피세포 성장인자 수용체 중 하나)를 표적으로 한다. 허셉틴은 상피세포 성장인자(human epidermal growth factor receptor, EGF)와 수용체가 결합하지 못하게 하며 그 신호를 차단함으로써 암세포의 증식을 억제한다.

| 허셉틴 작용기전

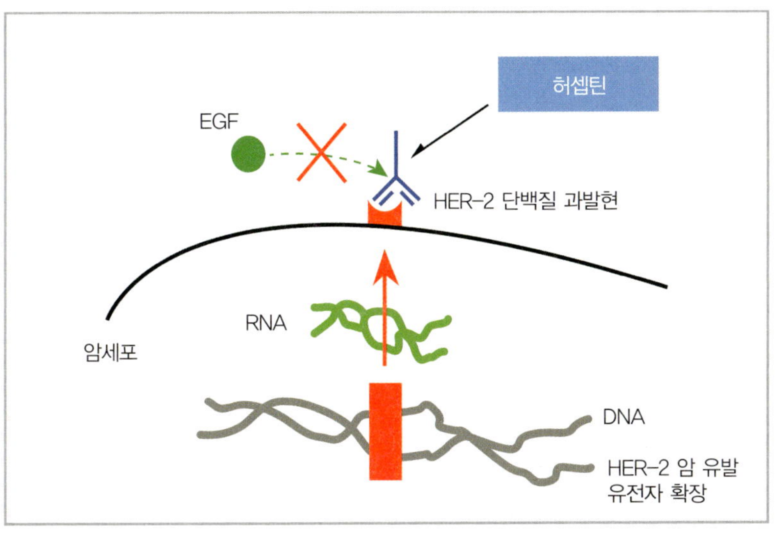

글리벡(glivec)은 만성골수성백혈병 치료제로 Bcr-Abl 타이로신 카이네이즈(Bcr-Abl tyrosine kinase: 유전자 단백질)에 글리벡(STI571)이 대신 결합하여 ATP(아데노신 제3인산기)가 결합하는 것을 방해하여 신호를 차단함으로써 암세포 증식을 억제한다.

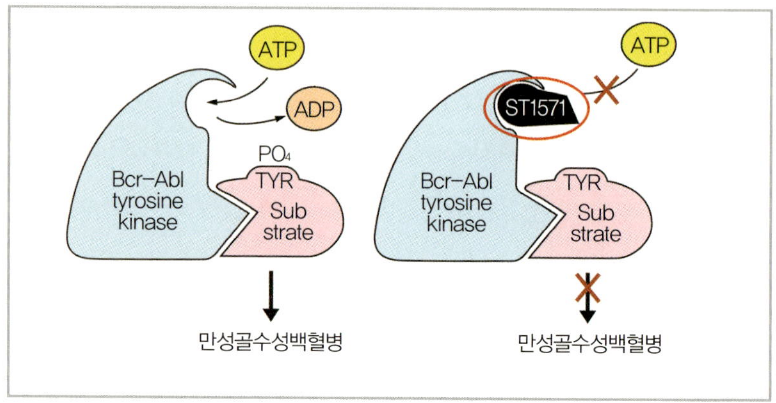

아바스틴(avastin)은 혈관내피세포증식인자(VEGF)에 결합하여 혈관 생성을 억제함으로써 암세포의 성장을 저해한다. 암세포는 크기가 커질수록 암세포 내부가 저산소가 되면서 조직괴사가 일어나기 때문에 새로운 혈관을 생성하여야 성장할 수 있는 특성을 이용한 것이다.

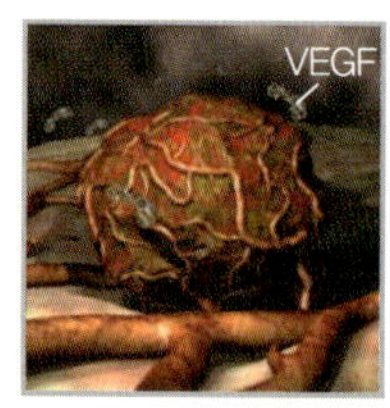

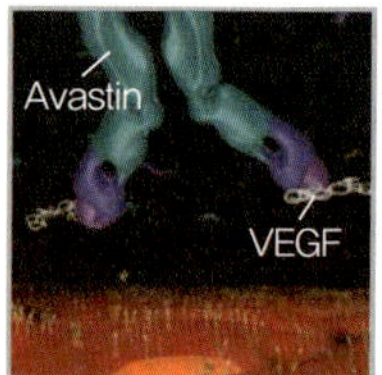

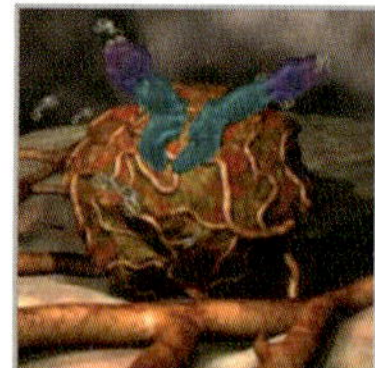
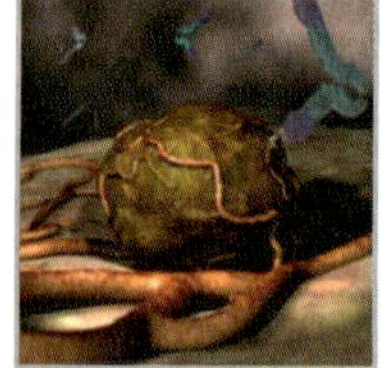

❹ 면역요법

면역요법은 인간이 가지고 있는 자연 치유력을 강화시켜서 암을 치료하는 방법이다. 종래 화학요법제 등에서 일어났던 부작용이나 고통이 없어서 제4의 항암 치료법이라고 불리고 있다.

면역요법의 원리를 이해하기 위해서 면역계에 대해서 알아보도록 하자. 우리는 우리보다 더 많은 세균이나 바이러스들에 둘러싸여 함께 살고 있다. 그럼에도 불구하고 왜 병에 걸리지 않고 살 수 있는 것일까? 생물은 주변 환경으로부터의 공격에 대한 자기방어시스템인 '면역'을 지니고 있기 때문이다. 공격이 우수한 경우는 병에 걸리고 방어시스템이 우수하면 병에 걸리지 않는다. 다시 말해서 자기(자신)와 비자기(외부물질)를 인식하고, 비자기를 공격, 배제하는 시스템을 면역이라고 한다.

면역은 선천성 면역과 적응성(후천성) 면역으로 구분된다. 선천성 면역은 태어날 때부터 지닌 것으로 피부, 호흡기, 소화기 등으로 우리가 입을 벌렸을 때 외부와 접촉하는 부위에서 나타난다. 이들 부위의 역할은 외부로부터 세균이나 이물질이 침입할 때 신체를 보호하는 기능을 한다. 이들 기관은 점막 조직이 발달하여 세균이나 이물질의 침입을 막거나 죽인다. 대표적으로 눈을 보호하는 눈물에는 라이소자임(lysozyme)이 세균을 죽이는 역할을 한다. 또한 어릴 때 상처를 입으면 침을 발라본 경험이 있을 것이다. 이는 침 속의 라이소자임이나 시안화황을 이용한 소독 작용을 이용하려는 본능이다.

이런 방벽을 뚫고 신체로 세균이 들어오면 신체 내에서 대식세포(macrophage)나 호산구(nutrophil) 같은 세포가 식균작용이라는 과정을 거쳐 제거한다. 바이러스에 감염되었거

| 호중구의 식균 작용

나 비정상적인 암세포는 자연살해세포(natural killer, NK cell)에 의해 제거된다. 이와 같은 세포들은 신체 내에서 경찰과 같은 역할을 하며 신체 곳곳에 있는 이물질이나 세포를 제거한다. 또한 이런 세포들뿐만 아니라 보체와 사이토카인과 같은 보조 단백질들이 세균을 죽이거나 식균세포들이 쉽게 손상 부위를 인지하게 도와준다.

적응성 면역은 태어난 후에 생성되는 면역 기능을 말한다. 태어나기 전에는 어머니의 자궁 속에서 외부의 세균이나 이물질의 공격으로부터 보호 받지만 그 후 신체는 자체 보호 시스템에 의존한다. 적응성

| 몸 속의 면역세포

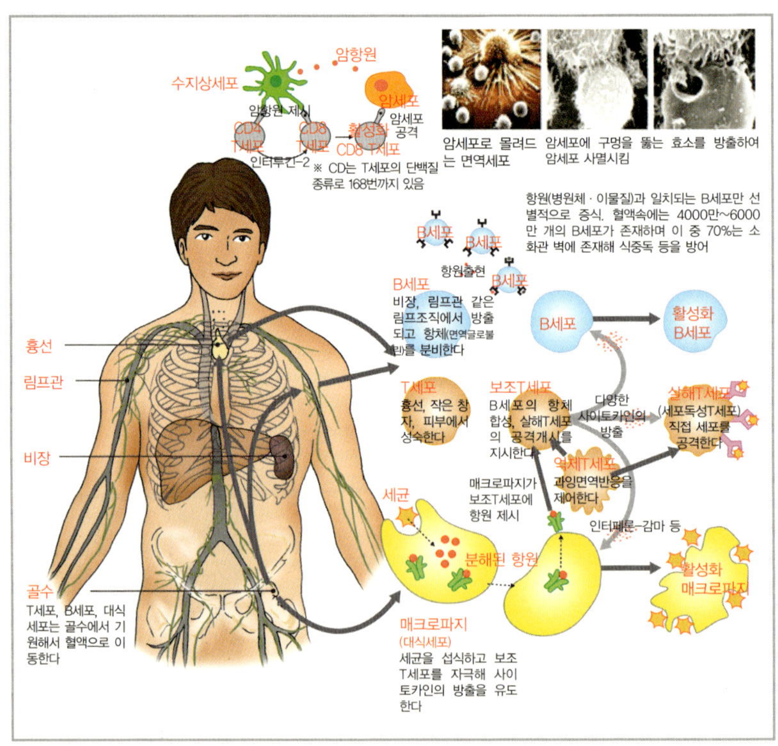

면역은 외부에서 세균이나 물질이 침투하면 인지하고 기억한 후 제거한다. 이에 관여하는 세포가 백혈구다. 흔히 보이는 붉은 색의 피는 산소를 운반하는 적혈구로서 세포 속에 산화철을 지닌 체 몸 곳곳에 산소를 공급한다. 백혈구는 항체를 생성하는 B 세포와 외부 물질인 항원을 인지, 기억 그리고 제거하는 T 세포로 나누어진다. 우리가 일반적으로 하는 예방접종은 항원을 주입하여 몸속의 T 세포가 항원을 인지하고 기억하게 하는 과정이다. 이렇게 항원을 인지한 T 세포는 B 세포를 자극하여 항체를 만드는데 항체는 외부에서 침입한 세균이나 이물질과 결합하여 식균 세포나 세포를 죽이는 T 세포가 쉽게 이들을 찾고 제거하게 한다.

이와 같은 다양한 세포가 우리 몸을 방어하는 데 관여하지만 시작이 되는 기원 세포는 동일하다. 이 세포는 조혈모줄기세포(hematopoietic stem cell, HSC)라는 혈액전구세포에서 시작되며 이 세포가 혈구 생성 과정(hematopoiesis)을 거쳐 적혈구, B 세포, T 세포로 나누어져 생성된다.

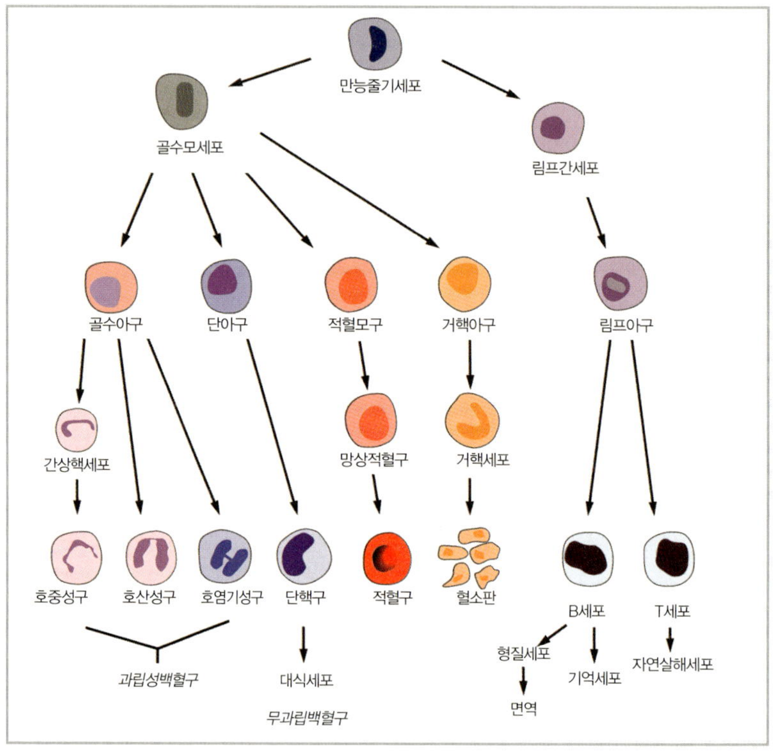

　　암세포도 일종의 비자기(외부물질)지만, 암세포는 자신의 정상세포에서 발생하기 때문에 체내에서 암세포를 외부물질로서 인식해 공격하고 배제하는 능력이 충분히 일어나지 않는다. 이를 면역감시기능(immune surveillance) 회피라고 한다.

　　면역세포를 이용한 치료는 1990년대 초반 미국이나 유럽에서 샹카르 아우(shankar ah) 박사를 중심으로 자연치료요법의 일환으로 꾸준히 연구되고 있으며 1990년대 일본에서 활발하게 치료가 진행되었다. 300여 개의 대학병원과 암센터에서 연간 3,000여 명의 환자가 현재 시술 받고 있는 것으로 알려져 있다. 한국에서도 최근 면역세포 치료가 시행되고 있다.

면역요법에서 널리 행해지고 있는 것은 '자기 활성화 림프구 요법'으로, 환자의 림프구를 증식·활성화해 다시 본인의 몸으로 되돌리는 치료법이다. 자연살해세포(natural killer, NK cell), 자연살해 T 세포(natural killer T cell), 수지상세포 등을 활성화시켜서 이용한다. 면역요법의 장점은 개인별 맞춤 치료 형태로 자기 스스로 자기 몸을 치료함으로써 면역에 대한 부작용이 적기 때문에 신체에 대한 부담이 적다. 거의 대부분의 암에 효과를 나타내고, 항암제나 수술로 다루기 어려운 전이된 암이나 재발된 암에도 효과를 나타내는 것으로 알려져 있다. 항생제를 쓸 때처럼 내성이 생길 위험도가 낮으며 다른 치료법과 같이 사용할 때에 그 효과를 극대화할 수 있다.

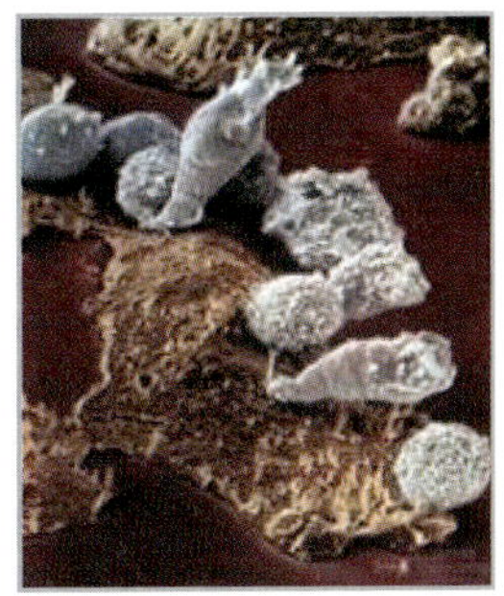

| 암세포를 공격하는 면역세포

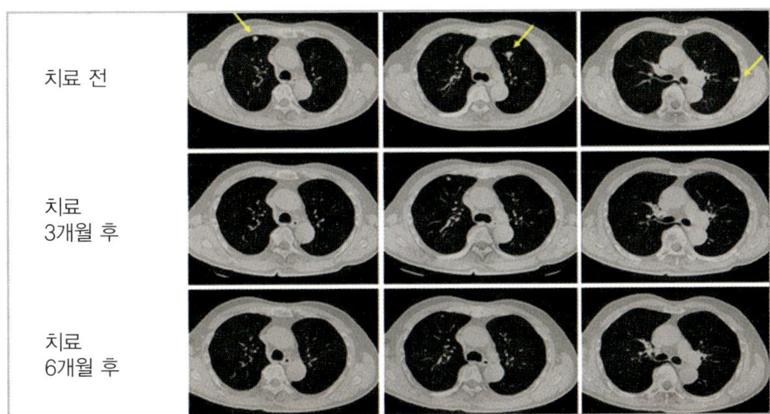

| 자연살해세포를 이용한 폐 다발성전이암 환자 치료

앞 쪽의 CT는 일본에서 6개월간 자연살해세포 치료를 받은 경우로 폐 다발성전이암 환자를 치료한 사례다. 종양의 70%가 사라지고 30%가 감소된 놀라운 결과를 나타내었다.

암백신도 면역요법의 하나다. 암세포가 지니는 암특이항원(tumor-specific antigen)을 암 환자에게 투여하여 생체 내 면역기능을 활성화시켜 암세포를 공격하게 만드는 능동적인 치료법이다. 현재는 예방보다는 치료 개념의 치료백신 연구가 진행 중이나 이 분야의 연구는 향후 예방용 암백신의 개발도 가능하게 할 것이다.

암백신은 병원체에 대항하여 방어하는 예방백신과는 달리 암세포 항원이 체내 면역계와 만나게 된 후부터 면역반응을 증강시키는 작용을 한다. 이러한 반응에는 T 세포가 결정적으로 중요하다. 세포독성 T 세포가 활성화되며 항원인식 분자인 MHC 클래스 I 분자(MHC class I)를 통하여 암세포를 파괴할 수 있기 때문이다. 이렇게 T 세포가 활성화되기 위해서는 암항원을 인식하는 과정이 필수적이며 그 중간에서 역할을 하는 것이 항원제시세포(antigen-presenting cell)인 수지상세포(dendritic cell)다.

암치료 백신에는 형태별로 수지상세포와 암항원을 배양하여 암세포의 항원을 제시할 수 있게 하는 수지상세포 백신, 펩타이드 형태의 항원을 이용하는 펩타이드 백신, 방사선을 조사한 암세포나 암세포 용해물을 이용하는 세포 백신 등이 있다.

전이성 신장암 환자를 대상으로 자가 종양을 감작(感作)한 수지상세포 백신을 사용했더니 임상 증상의 호전 효과를 보였다. (A)는 수지상세포 백신 치료 전이고 (B)는 수지상세포 백신 치료 후로 CT 소견상,

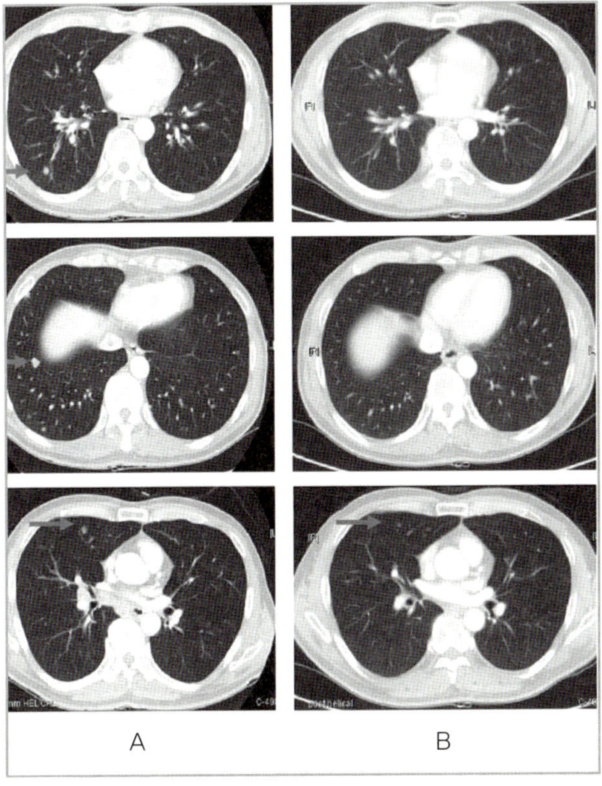

출처 : *Clinical Immunology* 2007;125:257–267

폐로 전이된 종양이 축소되거나 억제되었다.

2010년 4월 30일 세계 최초로 미국의 덴드리온(Dendreon)사는 전립선암백신 프로벤지(provenge, sipuleucel-T) 개발에 성공하여 FDA 허가를 받았다. 프로벤지는 환자로부터 백혈구를 추출해 전립선 특이적 항원(prostatic acid phosphatase, PAP)에 감작시켜 다시 환자에게 주사하는 방식의 개인 맞춤형 암백신이다. 여기서 사용한 백혈구는 수

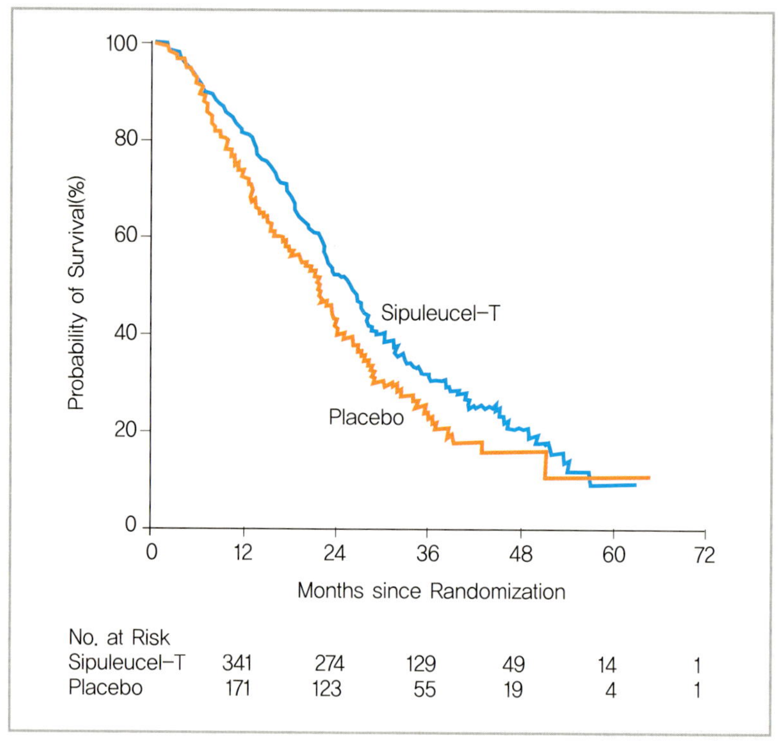

출처 : *N Engl J Med.* 2010;363:411-22

지상세포로 전립선 특이적 항원을 인지하여 활성화된 것이므로 체내
에 들어가면 T 세포를 자극해 전립선암을 공격하게 한다. 덴드레온사
의 임상시험 결과에 따르면 프로벤지 치료를 받은 전립선암 환자는 평
균 25.8개월을 살아, 대조군의 21.7개월에 비해 4.1개월 생존기간을
연장하였다. 생존기간이 확연하게 늘어난 것은 아니지만 의학계 관계
자들은 프로벤지를 조기에 이용할 경우 생존기간이 보다 늘어날 것으
로 기대하고 있다.

지난 수십 년간 암과 관련된 종양면역학이 발전해 암과 면역반응에 대한 많은 연구가 진행 되었고, 임상시험과 개발들이 이루어지고 있으나 아직은 부족한 상태이다.

❺ 텔로미어(telomere)와 텔로머라아제(telomerase)

2009년 미국의 과학자 엘리자베스 블랙번(Elizabeth Blackburn), 캐롤 그래이더(Carol Greider), 잭 소스텍(Jack Szostak)은 '텔로미어(telomeres)'와 '텔로머라아제(telomerase)'가 어떻게 염색체를 보호하는지에 대한 연구업적을 인정받아 노벨생리의학상을 수상했다. 인간 생체시계의 수수께끼를 풀 수 있는 실마리를 제공하였기 때문이다.

| 2009년 노벨생리의학상 수상자들

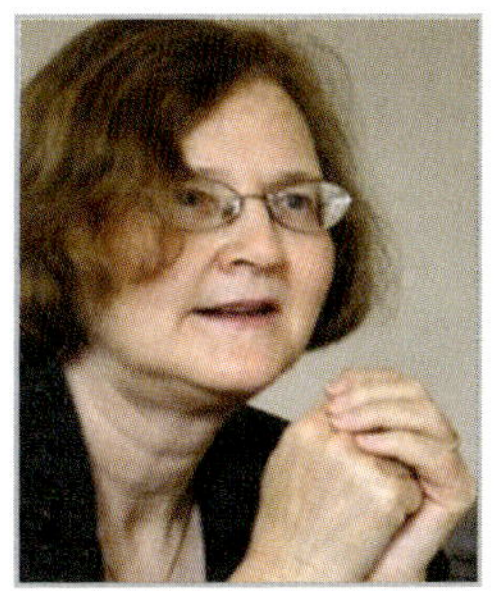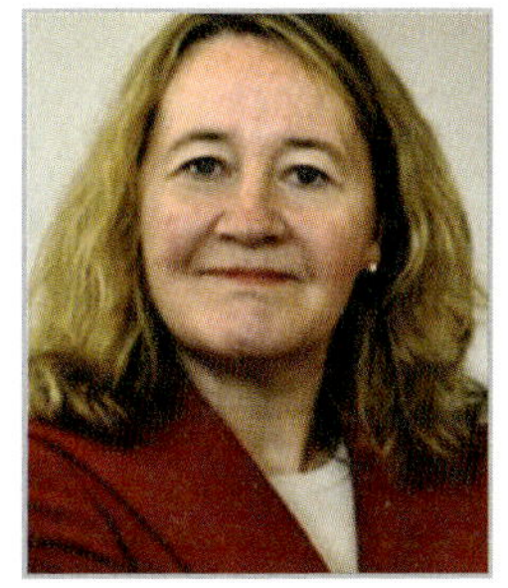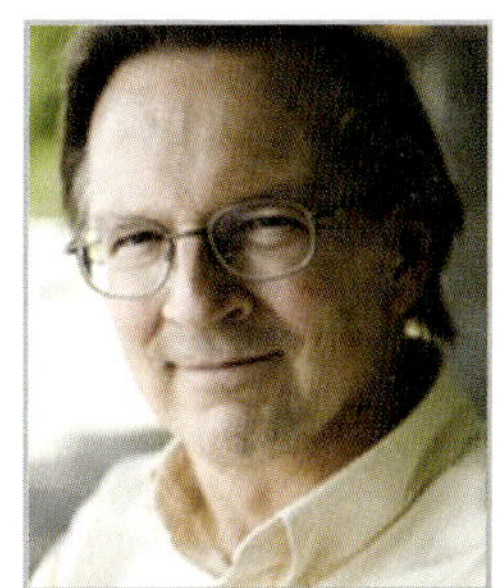

텔로미어는 유전정보를 지닌 염색체의 말단에 존재하는 반복되는 DNA 염기의 영역을 나타내며 이 부위는 유전정보의 손실로부터 DNA를 보호하며 이웃한 염색체와 융합을 방지한다. 세포의 분열과 함께 일어나는 DNA의 복제에 의해 이들 부위가 계속 짧아지며 이런 현상으

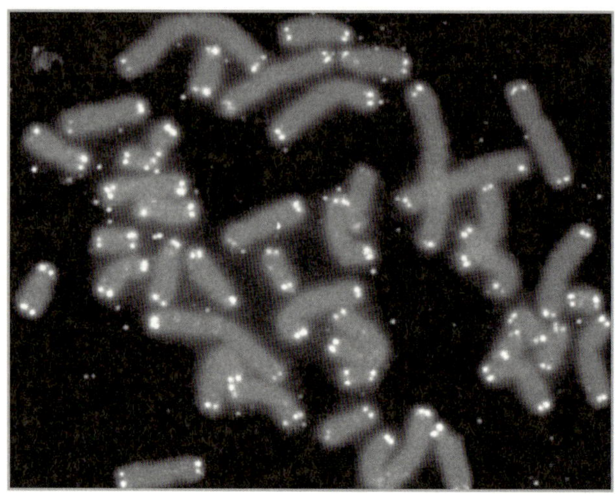

로 인해 세포의 증식은 멈추게 된다. 즉 인간이 늙어감에 따라 텔로미어가 짧아지고 노화가 진행되는 것이다. 사람은 대개 50번 정도 세포가 분열하면 텔로미어가 없어진다. 이렇게 소실된 텔로미어는 텔로머라아제(telomerase reverse transcriptase)에 의해 다시 보충된다.

사람의 텔로머라아제는 인간텔로머라아제 역전사효소(human telomerase reverse transcriptase, hTERT), 텔 로 머 라 아 제 RNA(telomerase RNA, TR 혹은 TERC)와 다이스커린(dyskerin, DKC1)으로 구성되어 있으며 이들은 서로 다른 염색체에 위치하고 있다. hTERT는 1132의 아미노산으로 이루어져 있으며 TERC라는 비번역 RNA(non-coding RNA, 451 nucleotides)를 지니고 있다. 이들은 역전사효소로 RNA를 주형으로 하여 DNA를 생성하는 단백질이다. 그러므로 그들은 자신이 지닌 RNA(TERC)를 주형으로 염색체 말단에 텔로미

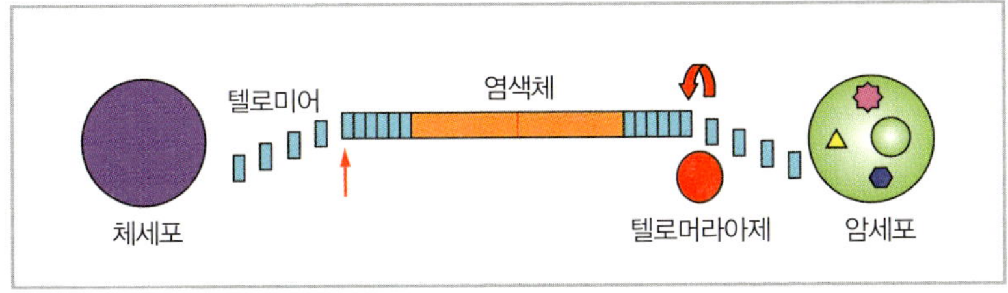

어를 첨가한다.

텔로머라아제는 염색체의 텔로미어 부위에 존재하는 반복된 염기서열(TTAGGG)을 유지·부착하는 효소로서 일반 체세포에서는 거의 발현되지 않으나 암세포에서는 85% 이상 과발현된다. 이들은 텔로미어가 짧아지는 것을 방지할 뿐 아니라 더 길게 만드는 경향을 지니고 있다. 이런 이유로 암세포는 텔로미어의 한계를 넘어 무한 증식이 가능하다. 연구를 통해서 텔로머라아제의 활성이 유지되면 세포는 죽지 않고 노화에 들어가지 않는 것으로 알려졌다. 그러므로 많은 항암제 연구자들은 텔로미어와 암과의 관계를 밝히는데 많은 노력을 기울이고 있다.

❻ 항암 백신 시대의 도래 GV1001

사전에 암을 예방할 수 없을까? 다른 질환들은 사전에 백신을 투여하여 미리 그것에 대한 항체나 질환의 공격을 방어할 수 있는 시스템을 만들 수 있는데 암세포에서는 불가능할까?

그에 대한 문제점은 암세포도 자기 세포라는 것이다. 물론 돌연변이 세포를 면역 세포들이 제거하기는 하지만 외부에서 침입한 물질에 대한 공격보다는 그 활성화되는 효율이 많이 떨어진다. 하지만 암세포에

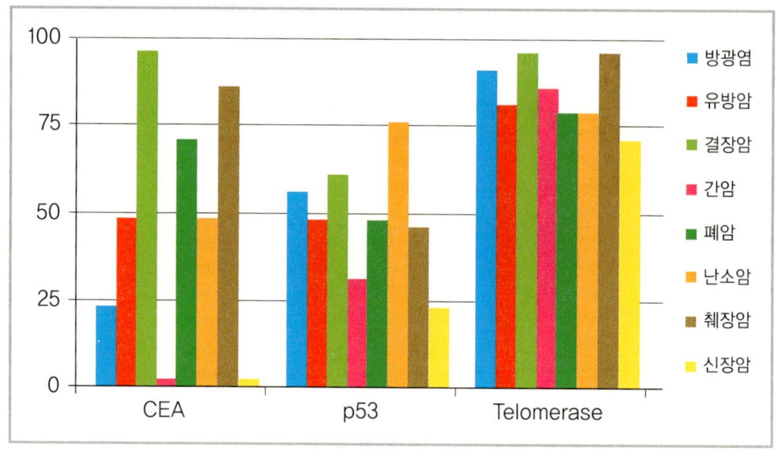

서만 특이적으로 발현되는 단백질을 미리 면역세포에 인지시키고 기억시킬 수 있다면 사전에 암세포를 제거할 것으로 생각된다. 이런 연구의 일환으로 암세포에서 특이적으로 발현되는 단백질을 찾고 그것에 대한 가능성을 검토하고 있다. 암세포에서 발현되는 단백질에 대한 광범위한 분석 결과 암태아성항원(carcinoembryonic antigen, CEA)과 암억제단백질(P53) 및 텔로머라아제가 발현되는 것을 확인하였다. 여기서 보면 CEA와 P53은 암종별로 발현율이 큰 차이를 나타내고 있지만 텔로머라아제는 암종별로 발현율의 차이도 크지 않고 발현 정도도 상당한 것을 알 수 있다. 그러므로 전체적인 암에 대한 백신을 연구하기 적합한 후보라고 할 수 있다.

그동안의 연구진들은 암세포에서 발현되며 암세포의 성장에 중요한 기능을 하는 텔로머라아제의 활성을 떨어뜨리거나 멈추게 하는 항암제의 개발에 집중적인 연구들을 수행하였다. 하지만 여기에 약간 다른 관점의 연구가 있어 소개한다.

이 연구는 암에 대한 백신 개발의 일환으로 면역세포의 특성을 이용하였다. 면역세포는 앞에서도 설명했듯이 그 자체만으로도 훌륭한 항암제다. 그러므로 이들의 활성을 더욱 높이고 사전에 나타나는 암세포를 제거할 수 있다면 암의 예방에 상당한 효과를 거둘 수 있을 것이다. 면역세포는 외부 물질이나 암세포를 제거하는 과정에서 그들이 가진 물질을 세포막에 부착하여 다른 면역세포가 더 쉽게 외부 물질이나 암세포를 인식할 수 있도록 돕는다. 이런 외부 물질의 제거가 끝나더라도 이를 기억하는 세포가 있어 다음에 다시 같은 물질이 신체로 침입하게 되면 더 쉽게 이와 관련된 면역세포를 활성화시켜 그들을 제거한다. 이것이 백신의 원리다.

이러한 원리를 응용하여 (주)카엘-젬백스는 광범위한 암에 대한 면역성을 가질 수 있는 항원인 텔로머라아제 백신을 개발하였다. 텔로머라아제가 지닌 1132개의 아미노산 중에 면역세포를 가장 활성화시킬

| GV1001의 작용기전

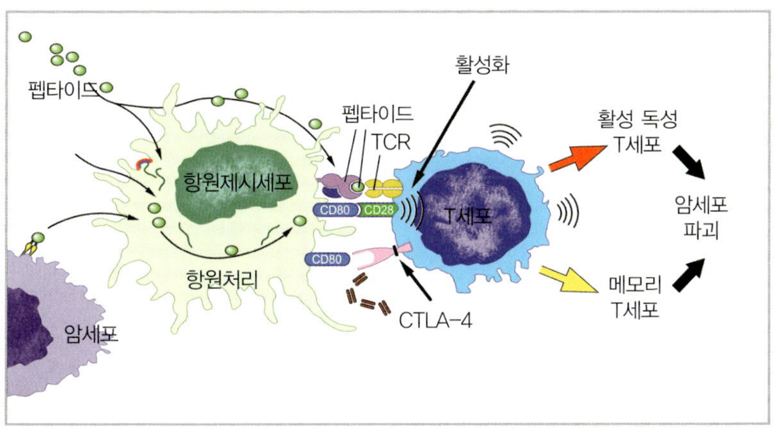

수 있는 단백질 조각을 선별하였는데 그 이유는 모든 단백질의 부위가 항원성을 지니지 않고 부위에 따라 면역세포를 활성화시키는 정도가 다르기 때문이다. 이렇게 하여 선별된 16개의 아미노산(N-Glu-Ala-Arg-Pro-Ala-Leu-Leu-Thr-Ser-Arg-Leu-Arg-Phe-Ile-Pro-Lys-C)을 GV1001이라고 명명하였다.

GV1001은 환자 자신의 면역계를 이용하는 면역치료제로서 작용기전은 다음과 같다. 외부 펩타이드(GV1001)를 항원제시세포인 수지상세포가 식세포작용으로 세포 내로 유입하면 세포 내에서 리소좀(lysosome) 작용에 의해 분해된다. 이때 수지상세포의 MHC(주조직적합성분자)라는 수용체에 의해 분해된 펩타이드의 일부가 T 세포에 제시되는데 제시과정은 MHC 수용체와 T 세포 수용체(T cell receptor, TCR)가 결합하는 과정에서 이루어진다. 수지상세포에 의해 제시받은 항원(GV1001)은 T 세포의 활성화와 증식을 유발하게 되고 활성화된 T 세포는 혈관을 따라 순환하다가 암 조직의 암세포가 발현하는 텔로머라아제(GV1001은 텔로머라아제 펩타이드 임)를 인식하게 되어 암세포를 선택적으로 제거하게 된다.

GV1001은 췌장암, 폐암, 간암, 흑색종에 대해서 이미 임상시험(1

| 췌장암 환자를 대상으로 수행한 GV1001 농도별 생존기간 측정

GV1001	저용량(0.11mg)	중용량(0.56mg)	고용량(1.87mg)
환자수	11명	17명	20명
면역반응성	38%	75%	64%
생존기간	4.0개월	8.6개월	5.1개월

출처 : *British Journal of Cancer*. 2006:95;1474-1482

상, 2상)을 완료하였다. 특히 2007년부터 영국에서 GV1001의 유효성을 평가하기 위해 국소 진행성이나 전이성 췌장암 환자 1,110명을 대상으로 대규모 3상 임상시험인 TeloVac을 진행 중이며, 현재 환자 모집이 완료된 상태(2011년 5월 27일 완료)다. 3차 중간보고를 모두 통과하였으며 DMC(Data Monitor Committee)에서 임상시험의 지속적인 진행을 권고하였다.

GV1001 임상시험 결과를 살펴보도록 하자. 췌장암 1/2상 임상시험(2006년 발표)에서 췌장암의 표준치료제인 젬시타빈(gemcitabine)이 평균 5~6개월의 생존기간을 보인 것과 비교하여 GV1001은 8.6개월로 나타났으며 면역반응성이 75%로 높게 관찰되었다. 이렇게 면역반

| 폐암 환자를 대상으로 수행한 GV1001 종양반응율 측정

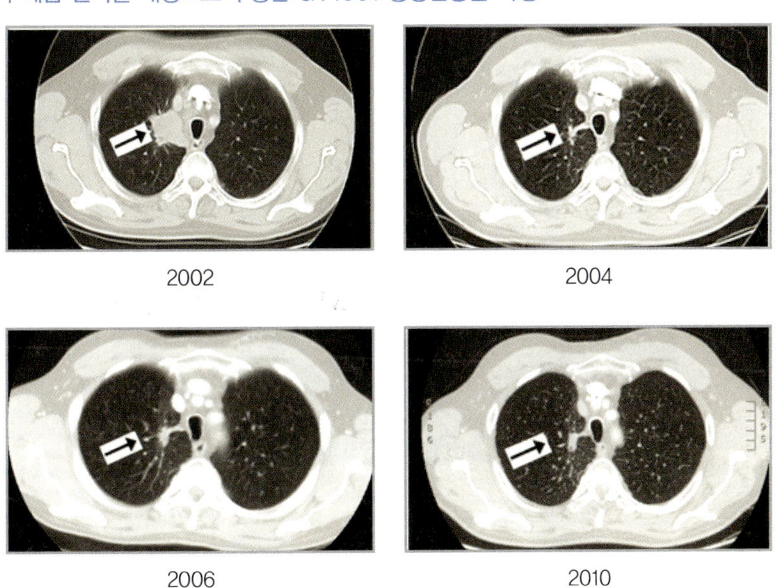

응성을 높인 것은 GV1001의 작용기전과 유효성을 잘 설명해주는 자료다.

　폐암은 이전에 수행했던 1/2상 및 1상 임상시험을 2011년에 추적 관찰한 결과, 완치된 환자도 발견되었다. 한 폐암환자의 경우 2002년에서 2010년까지 경과를 관찰한 결과, 종양의 크기가 크게 감소되었고 사라졌다(앞의 CT 사진 참고). 현재 2012년 3월에 8개국(미국, 러시아, 이탈리아, 노르웨이, 스웨덴, 폴란드, 헝가리, 한국)에서 다국가 3상 임상시험을 개시하였다.

　흑색종에서도 마찬가지로 GV1001에 반응을 보인 환자가 396일(GV1001에 반응을 보이지 않은 환자; 250일)로 생존기간이 연장되었고 특히 GV1001에 의해 면역반응이 유도된 환자에게서만 종양 크기가 줄어듦이 관찰되었다.

　능동치료를 받았던 환자 2,100명의 생존분석결과(1년: 44% 대비 24%, 2년: 16% 대비 6.6%, 3년: 12% 대비 3.7%)에서도 더욱 안정적으로

| 흑색종 환자를 대상으로 수행한 GV1001 종양반응율 측정

출처 : *Clin Cancer Res Published Online*. 2011

생존율을 높였으나 이는 추후 임상시험이 필요하다.

GV1001을 투여 받은 모든 환자들은 투여 부위에서 일부 통증과 반응성(홍반)이 나타났으나 이것은 백신접종의 일반적인 공통 부작용이다. 또한 어떤 중대한 이상반응도 보고되지 않았다. 따라서 환자의 삶의 질을 개선시켰으며 임상 증상의 호전 정도는 괄목할 만하다고 할 수 있다. 이렇듯 GV1001은 새로운 항암치료제 시장을 열어주는 계기가 될 것으로 사료된다.

항암백신과 세포를 함께 사용하는 획기적인 기술이 개발되고 있다. 질병치료를 위한 '표적 세포치료제'의 시대가 도래하고 있는 것이다. ㈜한국줄기세포뱅크는 면역세포의 일환인 수지상세포가 암세포를 사멸하는 것에 주목하여, ㈜카엘-젬백스의 차세대 항암백신 GV1001의 표적치료 기술을 이용한 차세대 '표적 세포치료제' 연구를 진행 중이다. 이는 환자의 세포를 이용하여 치료제를 만들어 환자 자신의 체내에 주입하는 방식이기 때문에 독성이나 부작용이 없다. 검증된 표적치료 기술을 접목함으로 인하여 탁월한 치료 효과를 예상하고 있다. 암과의 전쟁에서 실패한 현 의학기술의 새로운 도전이 시작되고 있다.

3^부

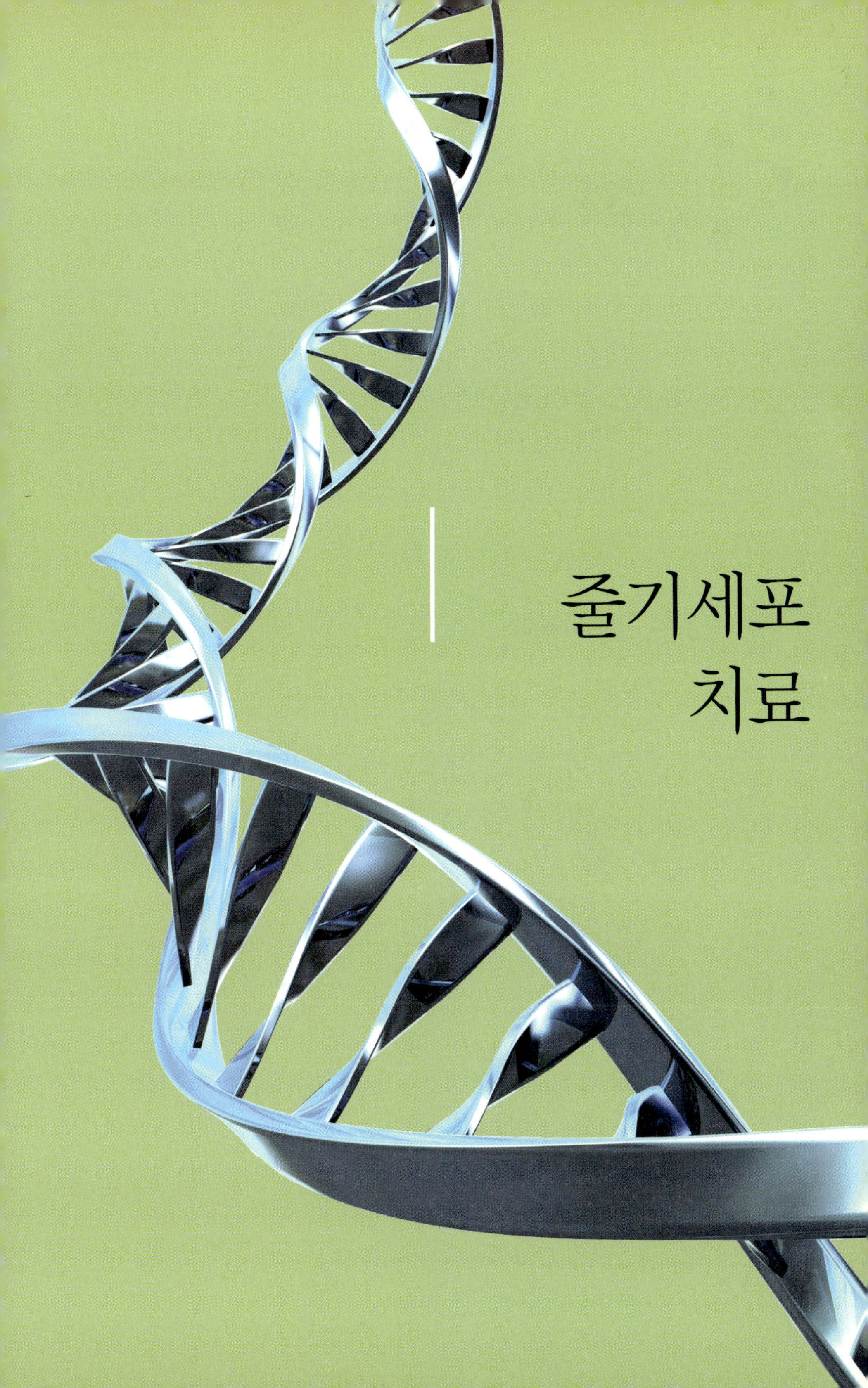

줄기세포
치료

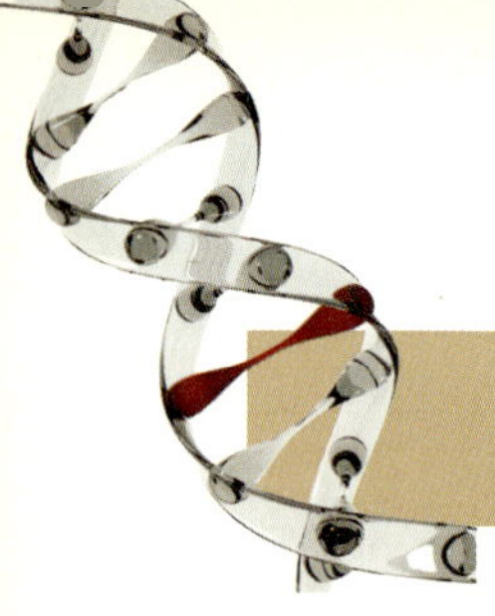

: : 의학 기술의 발전

의학은 인간의 생존과 필요에 의해 자연발생적으로 생겨났다. 이후 수많은 지식의 축적과 발전에 의해 발달해왔다. 하지만 의학은 사람의 생명을 다루는 학문이기에 많은 사회적 가치관과 생활상을 그대로 반영한다고 볼 수 있다. 그러므로 많은 제제와 금기 등이 존재하고 시대나 문화적 차이에 의해 다양한 반응이 따른다. 그러므로 의학의 문제는 과학 분야는 물론이고 사회적인 관점 등에서도 다양한 모습으로 나타날 수 있다.

원시의학의 형태는 분명 알 수 없는 신에게 아픔을 덜어달라고 호소하거나 무리 가운데 신의 대리인격인 누군가가 고통을 덜어주기 위한 주문이나 주술을 하는 의식 행위를 통해 이루어졌을 것이다. 이러한 행위는 아직도 문명의 때가 덜 묻은 아프리카 밀림 속의 원주민들의 삶의 단면에서 엿볼 수 있다. 그러나 언제까지 기원만 하고 있었다면 원인 모를 불치병이나 전염병 탓에 인류가 멸종했을지도 모른다. 또한 우연찮게 고통을 경감시켜주는 약초를 섭취하거나 특정 행동의 효과를 반복하면서 구전을 통해 후손들에 전달되었을 것이다.

쉬운 예로 예전부터 어린 아이의 배가 아프면 아픈 배 위에 손을 얹고 '엄마 손은 약손이다' 라는 주문과 같은 말을 반복하며 배를 쓸어주었다. 그러면 거짓말처럼 어린 아이의 복통이 가라앉았다. 과연 엄마 손은 약손일까?

인간은 본능적으로 아픈 곳에 손이 가게 마련이다. 개가 아픈 다리를 입으로 핥듯이, 누구나 아픈 곳을 손으로 반복적으로 만지게 되면 통증이 가라앉는 것을 경험했을 것이다. 손으로 피부를 문지르면 2V 가량의 정전기가 발생하여 피부 온도를 상승시켜 준다고 보고되었다. 결국 엄마 손은 어린 아이의 복부를 계속적으로 마찰하여 복부 온도를 상승시키고 복부를 주물러 줌으로써 소화 촉진을 유도하여 복통을 치료하는 약손이 되는 것이다. 이처럼 의학의 초기 형태는 본능적이지만

| 경제 발전에 따른 인구 성장 모형

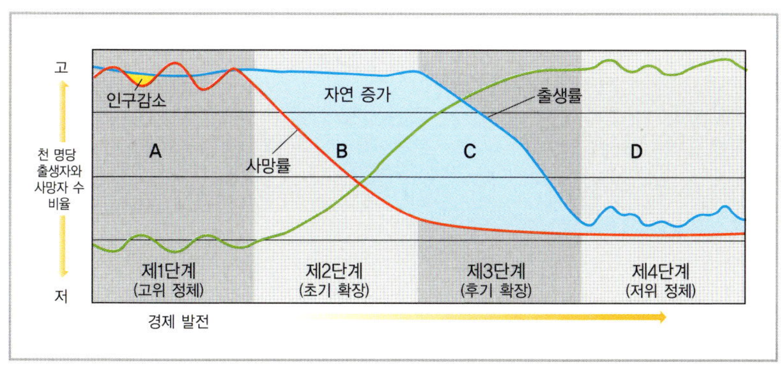

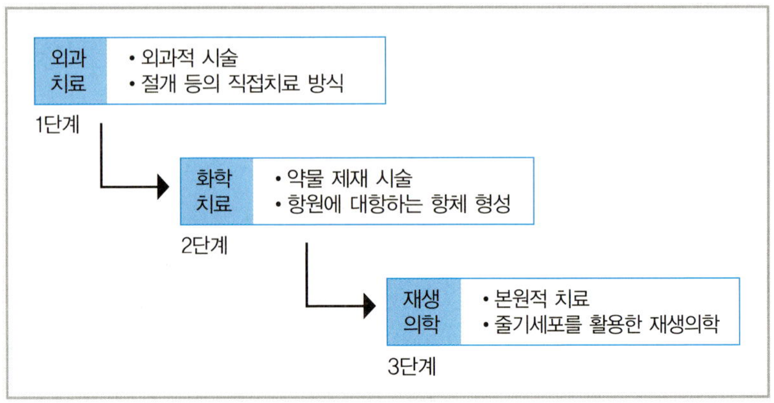

반복된 경험들 중에 효과적인 행동들이 축적되어서 치료행위로 자리 잡게 되었다.

원시 의학에서는 외상 이외 질환으로 사망하는 것을 자연의 섭리라고 생각하였으나, 사회를 이루려는 특성을 가진 인간들은 점점 모여 살게 되면서, 안락하고 편안한 삶을 추구하게 되었다. 이를 위해 생산의 극대화를 이루려고 하였고, 이러한 생산의 극대화는 산업화와 경제 발전으로 이어져서, 인간의 생명연장 욕구가 의학 기술을 발전시켰다.

초기 의학은 약학을 근간으로 하여 인체의 면역 작용을 활성화시키거나 질환의 원인으로 밝혀진 바이러스나 세균을 죽이는 약물인 항생제 개발로 시작되었을 것이다. 현재, 항생제는 의학의 여러 분야에서 사용되고 있으며, 감기 치료부터 수술 후 감염 예방까지 다양하게 사용되고 있다.

대부분의 약물 치료는 상황을 개선시키는 목적을 갖고 있고, 장기간 복용해야 하는 경우가 있다. 이런 상황에서 인간의 몸은 이런 약물에 적응하거나 약물 남용에 의해 균종에 대한 내성을 유발하여 치료 효과가 사라진다. 그리고 항생제와 같은 약물은 정상 세포도 죽여 다른 장기의 손상을 가져오므로 여러 가지 합병증을 유발할 수도 있다.

최근에는 세균과 같은 외래 원인에 의한 외인성 질환보다는, 급속한 산업화와 경제 발전에 따라 비만과 당뇨병 같은 내인성 질환들이 많이 발생하고 있다. 또한 외과적 시술과 약물 치료를 너무 맹신한 나머지 내인성 만성 질환과 전이성 질환 등이 나타나기 시작하였다. 그러므로 이와 같은 외과적 수술이나 약물치료 외의 적적한 치료법이 필요하게 되었다. 이런 한계에 부딪친 현대의학은 본원적인 질환의 치료를 위해 재생의학이라는 새로운 단계에 진입하게 되었다.

: : 재생의학

재생의학(regenerative medicine)이란 손상된 조직을 재생시키는 것을 목적으로 하는 분야다. 과거 재생의학은 전쟁 등으로 손상된 신체를 보조하기 위한 수단으로 목발이나 의족 등과 같은 보조기구를 사용하는 데 그쳤으나, 최근에는 생명과학과 공학의 기본 개념과 기술이 기반인 조직공학을 이용하여 손상된 조직이나 장기를 복원, 재생하거나 대체하여 정상 기능으로의 회복을 도모하고 있다.

재생의약품은 손상된 조직을 대체하는 인공장기를 이용한 조직치료제와 세포를 환자에 주입하는 세포치료제로 나눌 수 있다.

예전 TV 프로그램인 〈600백만 불의 사나이〉에서 공군 조종사 스티

브 오스틴은 비행 실험을 위해 제트기에 탑승하다가 불의의 사고로 제트기가 추락하여 팔과 다리, 두 눈을 모두 잃게 된다. 죽음을 결심한 그를 다시 살린 것은 로봇 팔, 다리와 눈이었다. 그는 정상적인 인간보다 더 뛰어난 능력을 갖게 되었다. 외화가 방영될 당시에는 먼 미래의 일로 여겼지만, 오늘날 조직공학을 이용한 재생의학이 급속한 속도로 발달하면서 '6백만 불의 사나이'는 점차 현실로 다가오고 있다.

인공장기 이식의 역사는 2500년 전 고대 이집트의 미이라에서 발견된 발가락 모양의 인공장기가 그 시작일 것이다. 인공장기의 개발 역사는 크게 4세대로 구분할 수 있다. 1세대는 인공 삽입물의 원시적인 형태로 인체의 일부를 지지하거나 보철하는 1940년대 이전에 행해진 방법이다. 2세대는 공학자들이 일반 재료로 장기 모양의 것을 만들고 의사들이 이것을 손상된 장기의 일부와 대체하는 것이다. 하지만 당시에는 면역이나 생체 적합성의 개념이 도입되지 않았으므로 염증이나 다른 감염 등에 의한 부작용에 노출되었다.

| 재생의학의 모식도

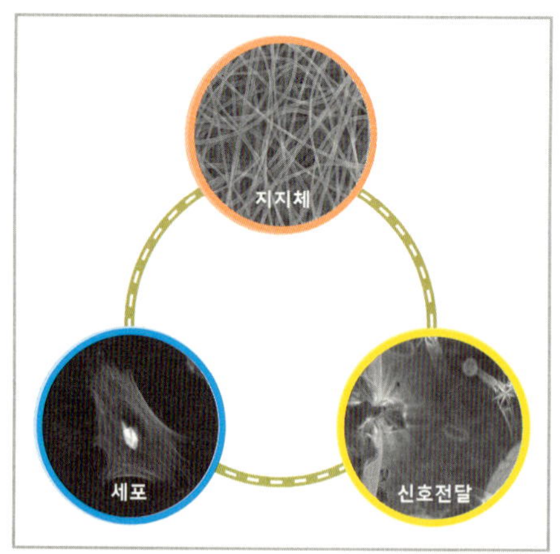

3세대는 이런 한계를 극복하기 위해서 생체에 적합하지 않은 재료를 사용했던 1, 2세대를 넘어 생체재료로 주위 조직세포를 자극해 효과적으로 작용하게 하는 장기를 개발한 시대다. 최근에 행해지고 있는 4세대는 줄기세포와 재생의학을

응용하여 인체에서 추출된 조직세포와 합성재료가 동시에 사용되는 혼합형 바이오 장기 개발의 시대다. 이런 시술은 장기의 완전한 교체가 아닌 손상된 부위의 재생과 회복에 그 초점을 맞추고 있다. 이러한 과정을 볼 때 진정한 재생의학의 시작은 3세대부터라고 할 수 있다. 그리고 미래는 이런 인공 합성물의 관여가 많이 줄어든, 실제 줄기세포를 이용한 장기 개발의 시대가 올지도 모른다.

4세대 인공장기를 이용한 재생의학에서는 다음 세 가지 조건이 중요하게 고려되어야 한다. 첫 번째는 조직을 구성할 세포다. 일반적인 피부 세포와 같은 체세포는 물론 다양한 장기로 분화할 수 있는 능력을 가진 줄기세포가 그것이다. 미분화된 줄기세포는 세포의 운명이 정해지지 않았기에 원하는 장기 조직을 구성하는 세포로 분화 유도할 수 있다. 두 번째는 원하는 조직의 형태를 제공하기 위한 틀 역할을 하는 지지체(scaffold)다. 생체조직은 다양한 세포들이 유기적으로 결합된 복합구조로 조직이나 장기의 손상은 구조적으로 혹은 형태학적으로 결손 부위가 있다는 것을 의미한다. 제작하고자 하는 장기와 장기 조직을 구성할 세포들이 지지체에 잘 흡착될 수 있게 하는 지지체의 재질 연구가 활발하게 진행되고 있다. 마지막은 세포에게 조직이나 장기의 회복에 도움이 될 수 있는 적절한 신호를 전달하기 위해 지지체가 보낼 자극이다. 특정 조직의 재생에 맞는 적절한 신호 전달은 세포의 증식, 분화 등의 조절에 관여하여 기능적으로 손상된 조직을 재생할 것이다.

외부 물질인 지지체는 무독성으로 생체 조직을 자극하지 않으면서 암, 알레르기, 염증을 유발하지 않고 이식된 부위의 주변 조직과 잘 융합하는 생체적합성(biocompatibility)과 생물학적 안전성을 가져야 한다. 또한 지지체는 체내에서 존재하는 동안 목표한 기능을 완전히 수행할 수 있는 생체기능성(biofunctionality)을 가져야 한다. 이 밖에도 지지체는 생분해성, 재료와 세포 간 상호 작용, 적정한 강도, 주변 조직과의 조화, 상호 연결된 다공성 구조 등을 고려해야 한다.

| 지지체의 종류와 특성

	금속재료	세라믹	고분자
장점	성형성 가공성 강도	생체적합성 경도 내화학성 내열성	성형성 가공성 내화학성 생체적합성 복원력
단점	생체친화성 내화학성 내식성 부식성	성형성 깨지기 쉽다 복원력	경도 기계적 성질 내열성
종류	316 stainless steel Co-Cr alloy Ti, Ti alloy	하이드록시아파타이트 바이오 글라스 인산3칼슘	합성고분자 천연고분자
적용 분야	인공관절 인공뼈 치주이식체 뼈 보강제	치과용 재료 인공관절 성형외과용 재료	인공혈관 인공장기 카테타 약물 전달체

현재 뼈, 연골, 피부, 혈관, 간, 신장에 행해지는 재생의학의 실례를 살펴보고 그들의 문제점과 나아갈 방향을 알아보자.

❶ 뼈 및 연골조직에서 행해지는 재생의학

뼈나 연골조직은 인체 구조를 유지, 지탱하고 내부 장기를 보호하는 역할을 한다. 보통 뼈와 연골조직 손상은 사고나 재해에 의해 쉽게 발생한다. 뼈 손상은 파괴, 골절 및 결손이 대표적이며, 연골조직은 외부적 충격에 의한 결손 이외에 류마티스 관절염과 같은 염증 반응에 의해서도 손상을 받을 수 있다. 또한 노화가 진행됨에 따라 뼈의 골밀도가 감소되고 연골조직은 장기적 마모로 자연적으로 소실되게 된다. 따라서 노화가 진행될수록 작은 충격에도 더 쉽게 골절이 일어나고, 연골조직은 충격을 흡수하지 못하여 통증을 유발하게 된다. 그러므로 재생의학에 사용되는 뼈와 연골조직의 지지체는 구조와 강도가 잘 조절되는 물질로 골격 주변에 골 형성에 관여하는 세포가 쉽게 자랄 수 있는 환경을 조성해야만 한다.

연골은 아직 그 재생 방법이 알려져 있지 않기 때문에 여기에 사용되는 인공연골은 충격흡수를 수행할 수 있는 우수한 탄성과 내구성을 지닌 물질들이 사용된다. 또한 연골 손상의 대부분은 염증 반응에 의한 경우가 많으므로 이런 면역반응을 견딜 수 있는 물질이 필수적이다.

이런 특성에 맞추어 세라믹 재료와 고분자 재료가 많이 사용되고 있

| 재생의학용 뼈, 연골 (a) 다양한 재료, (b) 생분해성 고분자를 이용한 골 조직 재생

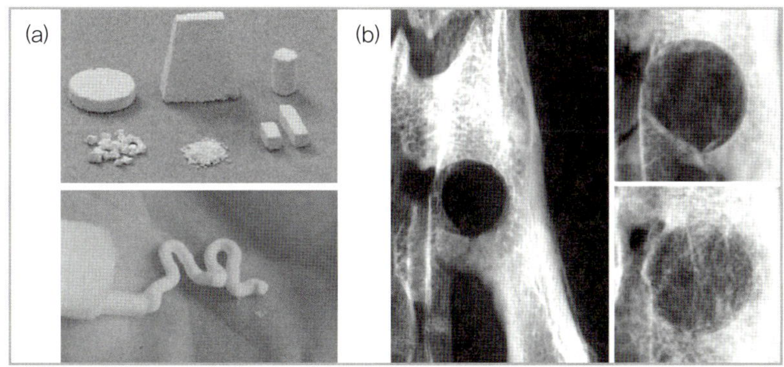

다. 이 재료들은 골 재생을 촉진시키는 능력을 가지고 있지만 불균등하게 형성되는 결정 때문에 일정한 분해속도와 강도를 지니지 못한다는 단점을 가지고 있다. 이런 단점을 보완하기 위해 여러 가지 칼슘포스페이트를 섞은 세라믹 제품과 형태와 강도, 생분해속도를 임의로 조절할 수 있는 PLA(polyactide), PGA(polyglycolide), PLGA(polyactide-co-glycolide) 등과 같은 고분자 물질이 개발되고 있다. 하지만 이런 생분해성 고분자는 생체친화력이 낮으며 세라믹이나 금속 재료에 비해 강

| 상용화된 재생의학용 뼈, 연골

기관	제품명	제조회사	성분
뼈	Norian SRS®	Synthes	트리칼슘포스페이트, 다이칼슘포스페이트
	MGSB®	메가젠	다이칼슘포스페이트
	Bio Anchor®	Linvatec	PLA
	Bio Screw®	Linvatec	PLA
	Bionfix®	Bionx Implants	PLA-PGA 공중합체
	LactoSorb®	Lorenz	PLA-PGA 공중합체
연골	BST-CarGel®	Bisosyntec	키토산-글리세롤 포스페이트
	Salubria®	SaluMedica	폴리비닐알콜 하이드로젤, 실리콘
	ChonDux®	Biomet	PEG 하이드로젤
	Carticel®	Genzyme	자가연골세포, 셀룰로즈 하이드로젤
	ChondroCelect®	TiGenix	자가연골세포, 유리질 유사 지지체
	Hyalograft-C®	Fidia Advanced Biomaterials	자가연골세포, 히알루론산 지지체

도가 떨어지는 단점이 있다.

뼈와 연골에 대한 재생의학은 상당 부분 진척이 되었지만 아직 이식 부위와 주변 조직과의 결합이나 환경적인 면에서 한계점을 나타내고 있다. 그러므로 재생의학용 뼈, 연골의 궁극적인 목표는 인체 내부에 이식이 되어 가능한 한 실제 주변 조직과 친화성을 띠는 방향으로 재생을 유도하는 것이다. 그러기 위해서는 현재 재료가 가지고 있는 한계를 극복하기 위한 노력도 필요하지만, 본래의 뼈, 연골세포가 가지는 성질에 대해서도 더 많은 이해가 필요하다. 재생에 필요한 각종 성장인자들의 분비를 조절할 수 있는 연구와 지지체 상에서 연골세포 및 줄기세포의 최적의 배양 조건을 찾기 위해 생물반응기 연구도 계속 수행되고 있다.

❷ 피부에 행해지는 재생의학

피부는 외부 환경으로부터 내장기관과 조직을 보호하는 기능을 가진 인체에서 가장 넓은 조직이며, 외부에서 오는 자극이나 위험요소에 쉽게 노출되어 손상될 위험성이 가장 높다. 피부는 주기능인 방어막 기능뿐만 아니라 호흡작용(산소공급), 분비 및 배설작용(피지막 형성), 체온조절작용(방열시스템), 흡수작용(경피흡수 경로), 지각작용(냉감, 온감, 통감, 촉감, 압박감), 표현작용(건강 상태 반영)을 담당한다. 따라서 화상이나 궤양에 따른 피부 손실은 생명 현상을 유지하는 데 큰 영향을 준다.

재생의학용 피부는 체액손실방지와 방어막으로서의 기능뿐만 아니라 상처가 아물 때 나타나는 수축 방지 역할과 상처 부위와 재생 피부 간의 높은 밀착도를 가져야 한다. 만약 상처 부위와 재생 피부가 서로

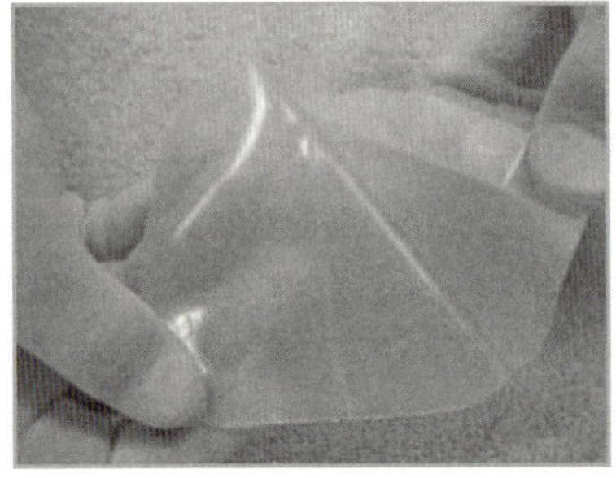
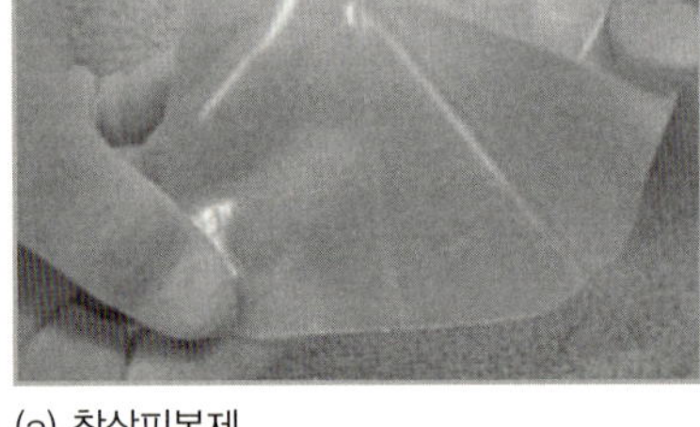

(a) 창상피복제　　　　　　　　　(b) 배양피부

밀착되지 않으면, 그 사이가 외부환경에 노출되어 세균에 감염될 수 있기 때문이다. 그리고 또 하나의 중요한 요건은 수분 조절능력이다. 부착된 조직이 너무 건조하면 탈착되기 쉽고 너무 습기를 많이 지니고 있으면 주변 조직에 영향을 미쳐 괴사하거나 높은 수분을 통해 외부 세균이 침투할 수도 있다.

이런 점을 고려하여 현재 두 가지 종류의 재생의학용 피부가 상용화되고 있다. 하나는 생체고분자를 이용한 창상피복제이고, 다른 하나는 환자의 정상 피부를 배양하여 치료에 적용하는 배양피부다.

창상피복제는 작은 창상이나 손상된 부위에 많이 사용되며, 주로 폴리우레탄이나 키틴 등으로 만들어진 다공성 막이나 겔로 만들어진 제품이다. 이들은 체내로부터 수분 손실이나 외부로부터의 유해물질 침입을 방어하는 작용을 한다. 하지만 화상이나 피부조직 손실이 있는 경우에는 이보다 더 복잡한 작용을 하는 재생의학용 피부인 배양피부를 사용한다. 배양피부는 피부가 갖는 여러 기능을 수행하기 위해서 각층별로 특정한 기능을 수행하도록 제작되었다. 상층부는 체액의 증발을 방지하도록 실리콘 등의 합성고분자를 사용하여 설계하고, 하층부는 콜라겐과 같은 천연고분자를 이용하여 새로운 혈관 생성이나 세포의 유입이 용이하도록 하고 새로운 피부조직의 재생을 돕는다. 피부 주위에 존재하는 줄기세포들의 재생 능력에 의해 피부가 재생되어진다.

| 대표적인 재생의학용 피부

종류	제품명	제조회사	성분
창상피복제	Terudermis®	Olympus Terumo Biomaterial	콜라겐 스펀지/실리콘막
	Integra®	Lifesciences	콜라겐 스펀지/GAG/실리콘막
	TransCyte®	Advanced BioHealing	키틴 부직포
	Beschitin®	Unitika	콜라겐/표피세포
	Permacol®	Tissue Science Laboratories	돼지 유래 진피층
	Alloderm®	Life Cell	타가 탈표피화 진피층
배양피부	Epicel®	Genzyme Biomaterials	PGA-PLA 공중합체/섬유아세포
	Dermagraft®	Advanced BioHealing	콜라겐/표피세포/섬유아세포
	Apligraf®	Organogenesis	콜라겐/표피세포/섬유아세포
	Orcel®	Ortec International	콜라겐/GAG/표피세포/섬유아세포
	Hyalograft 3D®	핸슨바이오텍	자가표피형성세포/히알루론산막
	Laserskin®	Fidia Advance Biopolymers	자가표피형성세포/히알루론산막
	Myskin®	CellTran	자가표피형성세포/실리콘막/PVC코팅

현재까지 개발된 창상치료제는 심각한 피부 손실에서 제대로 기능을 하지 못하고 손상 부위의 회복속도 조절을 하지 못해 상처를 남길 수도 있다. 또한 지지체로 사용되는 고분자 물질은 생체 친화적이지만 이식 시에 염증반응이나 면역반응 등의 안전성이 확보되지 않은 상태이다.

이러한 문제점을 극복하기 위해서 다양한 연구가 수행되고 있지만 아직 대량생산, 피부의 여러 부속기관 재생, 주변조직과의 결합력이나 동화력에서 한계점을 나타내고 있다. 이러한 한계점은 다양한 지지체에 피부에 존재하는 줄기세포를 배양한 뒤 이식하는 방법에 의해서 개선될 수 있기에 재생의학용 피부재료 개발과 더불어 배양인공피부에 쓰이는 세포에 대한 이해, 그리고 배양기술의 개발이 요구된다.

❸ 혈관 개발에서 재생의학

혈관은 체내에 고루 분포되어 있어서 노폐물 제거와 영양소 공급을 위한 통로의 역할을 수행한다. 인체 곳곳에 나뭇가지처럼 퍼져 있는 혈관은 크게 동맥, 정맥, 모세혈관, 소동맥, 소정맥으로 구분된다. 동맥은 심장에서 나오는 혈액이 지나기에 두껍고 신축성이 좋고, 정맥은 심장으로 돌아가는 혈액을 보내는 통로로 비교적 얇으며 역류 방지를 위해 판막을 가지고 있다. 혈관 내 세포들은 혈관을 통해 가스교환 및 물질교환을 원활하게 할 수 있다. 혈관이 손상되거나 새로운 조직이 형성될 경우, 신생혈관생성(angiogenesis) 과정을 통해 새로운 혈관이 생긴다.

혈관은 그 위치와 종류에 따라 각기 다른 특성을 가지기 때문에 질환에 따른 적합한 재료를 선택하고 손상된 혈관의 구조를 재현하는 것이 인공혈관 재생에서 매우 중요하다. 인공혈관에 사용되는 재료는 다

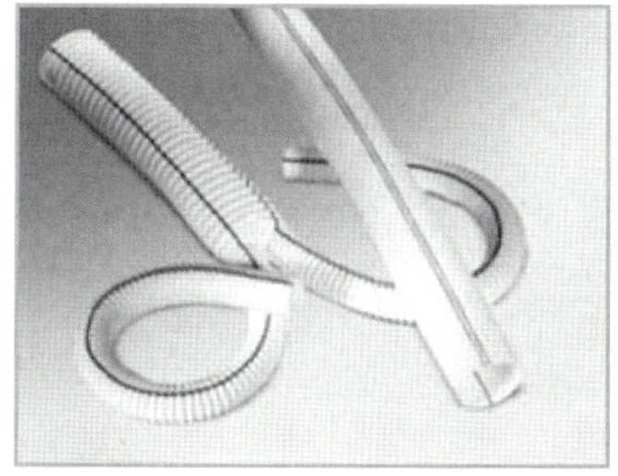

(a) Dacron®

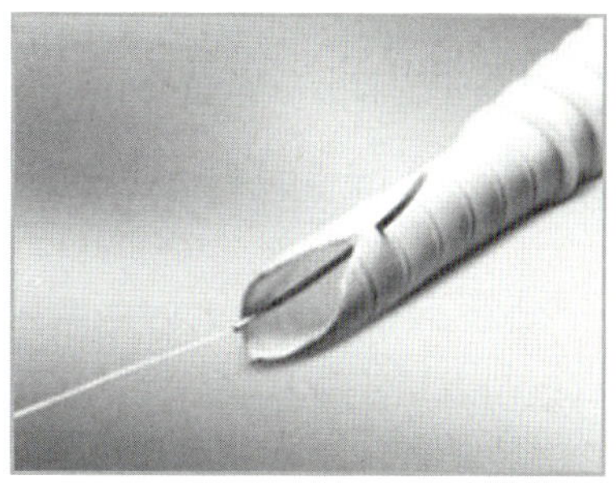

(b) Gore-Tex®

른 인공 피부나 뼈와 달리 혈전생성의 가능성이 적어야 하며, 우수한 신축성을 가져야 한다.

오늘날에는 비만, 노령화 및 식생활 변화에 의해 동맥 혈관 질환이 많이 발생되고 있다. 따라서 동맥에 사용될 인공혈관은 심장 운동에 의해 나오는 혈류의 압력을 견딜 수 있는 소재를 사용하고 시간이 지나도 형태나 기계적 물성이 유지되어야 하며 각기 다른 크기의 동맥이나 정맥, 모세혈관과 같은 혈관에 적용될 수 있어야 한다.

혈관 이식은 1896년 자불레이(Jaboulay)와 브리앙(Brian)의 혈관봉합 실험 이후, 지속적인 의학기술 발달 덕분에 심혈관계 질환에 대한 보편적인 치료 방법이 되었다. 우선적으로 사용될 수 있는 공급원은 자가복재정맥(autologous saphenous veins) 또는 유방동맥(mammary arteries)이다. 하지만 자가 생체 혈관은 얻어낼 수 있는 양이 한정적이고 만일 질환에 걸린 환자라면 얻기 요원하기에 인공혈관의 개발이 요구된다.

상용화된 인공혈관의 대부분은 다공성 재료인 PET와 PTFE를 사용하고 있다. PET와 PTFE는 시간이 지나도 물성이 변하지 않고 주변 조

제품명	제조회사	재료	특징
GORE PROPATEN®	W.L.Gore& Associates,Inc	ePTFE	헤파린으로 코팅
Dacron®	Du-pont	PET	최초의 의료용 혈관
UB seald graft®	UBe medical	PET	–
HEMASHIELD GOLD Knitted Double Velour VascularGraft®	Boston Scientific	PET	콜라겐으로 코팅
EXXCEL SOFT graft®	MAQUET GmbH & Co. KG	ePTFE	꼬임 방지

직과 가스 및 물질 교환이 가능하다는 장점을 가지고 있지만, 5mm 이하의 작은 혈관에는 혈전이 형성되는 등 부작용이 생길 수 있다. 그러므로 대표적인 혈관 질환인 관상동맥질환(0.5~4mm)은 상용화된 인공혈관이 사용되지 못하기에 자가복재정맥 이식에 의존하고 있다.

인공혈관 내벽에 혈관내피세포를 부착시켜 혈전 생성을 줄여 항응고 기능을 향상시키는 연구와 소구경 혈관에 적합한 소재 개발 연구에 집중하고 있다. 고분자 인공혈관의 내벽에 세포를 부착, 배양 시키기 어렵기 때문에 콜라겐, 피브린과 같은 다양한 세포의 기질연구가 진행되었다. 콜라겐을 이용한 인공혈관은 높은 압력을 견디기 힘들다는 단점이 있어서 기존의 동맥질환에 적용하기는 쉽지 않다. 따라서 기계적인 강도나 혈압을 견디는 능력을 가지는 생분해성 합성 고분자가 개발되었다. 생분해성 합성 고분자는 혈압에 버틸 수 있고 구조 유지에는 용이하지만 생체 적합성이 떨어지는 단점을 지니고 있다. 혈관 재생을 위해서는 여러 가지 재료의 복합적 연구를 통해 최적의 재생 조건에 대한 연구가 요구된다.

❹ 간 및 신장에서의 재생의학

간은 많은 기능을 하는 신체 기관으로 각종 독성 물질의 제거, 질소 대사, 소화과정 등에 관여한다. 신장은 체내의 항상성 유지에 기여하며 각종 노폐물 제거, 체내의 삼투압과 pH 조절, 수분과 전해질의 양 조절 등의 기능을 한다. 간의 총 세포 중 약 80%가 간세포로 이루어져 있으며, 간세포의 활성이 간 기능에 중요한 영향을 미친다. 간은 매우 뛰어난 재생력을 가지고 있어, 3분의 2 정도의 부분 절제 후에도 적절한 조치를 통해 재생이 가능하다고 알려져 있다.

하지만 간부전이나 간경화, B형 또는 C형 간염, 간암 등과 같은 간세포 기능의 상실은 간의 자연 재생능력 저하와 함께 생명에 큰 위협이 된다. 신장세포도 간과 같이 재생력이 뛰어나지만 심각한 신장 질환 발생 시 재생 속도보다 손상 속도가 빨라 재생 불가능한 상태가 된다. 말기신부전증 환자의 경우, 신부전이 진행되면 수분과 노폐물 배출 장애 탓에 전해질의 균형이 깨지게 되어 결국 환자의 생명을 위협하게 된다.

이런 간이나 신장의 치료는 오직 생체 장기를 이식 받는 방법뿐이지만 장기이식자 수의 한계와 이식 과정에서의 면역반응과 염증반응, 감염문제 등의 많은 제약이 있다. 따라서 인공간이나 신장 개발이 요구되었으나, 다른 기관과 달리 간과 신장은 매우 복잡한 기능을 할뿐더러 다량의 투석액이 필요하기 때문에 체내 이식형 인공기관은 개발되지 못하고 있다.

현재 사용되는 인공간과 신장 기관은 생체 간이나 신장을 이식 받기

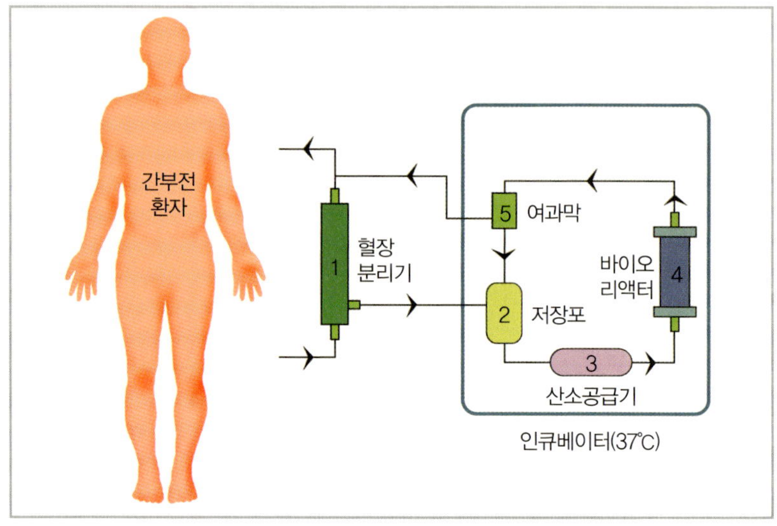

전까지 환자의 상태 유지를 위해 이용되는 투석 장치의 일환으로 체내에 축적된 노폐물이나 독소를 제거하는 역할을 한다. 가장 중요한 기능을 하는 투석막은 체내에 있는 독소나 노폐물은 제거하고 체내에 필요한 혈액이나 영양물질은 그대로 보존하는 선택적인 투과성을 지녀야 한다. 인공 신장의 대체제로 주로 중공사(hollow fiber)로 구성된 막이 사용된다. 중공사는 섬유물질로 구성되어 있으며 투석에 용이한 반투과성 막으로써 환자의 혈액투석에 이용된다.

미국의 콜프(Kolff) 연구팀이 개발한 셀룰로오스막을 이용한 투석막이 많이 사용되었지만 최근에는 PMMA, 폴리아마이드 등과 같은 고분자가 이용되며 폴리술폰과 셀룰로오스 아세테이트 소재의 중공사가 증가하고 있다. 최근에 신장의 기능을 증가시키기 위한 목적으로 중공사막에 신장 내피세포를 부착시키는 방법이 개발되고 있다.

제품명	제조회사	막 종류	세포주	암모니아 제거율
ELAD®	Vital therapies	hollow fiber	인간 간세포암 세포주 C3A	〉8%
Hepa-Mate™	HepaLife	hollow fiber	초기(primary) 돼지 간세포	〈18%
AMC-BAL	암스테르담 대학, 네덜란드 대학	porous matrix	초기(primary) 돼지 간세포	〉44%
BLSS	Excorp Medical, Inc.	porous matrix	초기(primary) 돼지 간세포	33%
LSS(MELS)	Hybrid-Organ	hollow fiber	초기(primary) 인간 간세포	NA
MARS	Teraklin	hollow fiber	인간 알부민	NA

인공간은 인공신장보다 더 다양하게 개발되고 있는데 생물학적 인공간과 비생물학적 인공간으로 나누어진다.

비생물학적 인공간은 투석 방법을 이용하여 인체 내 독소를 제거하는 방식을 이용하는 것으로 비교적 싼값에 이용되지만 생체에 필요한 물질까지 제거하는 단점을 지니고 있어서 계속 성능 개선을 하고 있다. 대표적으로 이용되는 것이 MARS(Molecular Adsorbent Recirculating System)으로 알부민을 이용하여 독성 물질을 제거하는 투석 시스템이다. 생물학적 인공간은 돼지와 같은 이종이식을 이용하는 방식으로 면역문제를 유발하여 효과적인 방식은 아니고 단지 일시적인 개선 효과만 나타낸다. 그러므로 최근에는 인공재료와 바이오 재료를 같이 사용한 혼합형 인공간 개발을 수행하고 있다. 이 장치의 개발에 가장 중요한 부분은 막 소재 및 구조 개발과 간 세포주에 대한 연구 및 외부 환경에서의 간세포 배양이다.

사용되는 중공사막의 투석 효과는 기공 크기 및 공극에 의해 결정된다. 기공이 크면 투석 효율은 증가하게 되어 혈전 생성은 줄일 수 있다. 하지만 항체나 백혈구가 침투하여 내부에 있는 간세포에 대한 면역학적 손상이 증가하여 바이러스나 다른 세균 감염이 있을 수 있으므로 주의해야 한다. 기공이 너무 작으면 감염의 위험은 없으나 투석 효율이 떨어진다. 그러므로 현재는 각기 다른 기공 크기를 지니고 있는 인공막을 같이 사용하는 방법이 개발되고 있다.

이런 투석이 간이나 신장질환을 지닌 환자에게 있어서 필수적인 치료 방법이므로 많은 연구자들이 이 장치의 개선을 위해 노력하고 있다. 하지만 투석막 소재나 세포의 감염, 환자의 부작용 등 많은 문제를 지니고 있으므로 줄기세포를 이용한 간세포의 분화와 재생에 대한 연구가 필요한 시점이다.

산업의 발달과 함께 인간의 평균 수명이 늘어났고, 다양한 질환 및 안전사고에 따른 조직 및 장기의 손상이 증가하였다. 장기이식에 대한 수요가 급증하면서 장기 기증자에 의한 공급이 턱없이 부족한 시기에 생명공학과 의료 분야에 있어서 조직공학 및 재생의학의 역할이 매우 중요해졌다.

재생의학에서 인공장기의 연구 개발은 이식을 필요로 하는 사람들에게 새로운 생명을 주거나 생명을 연장시켜주기 위해 연구되고 있다. 하지만 이종의 물질을 이용하여 개발된 인공장기들은 생체 적합성이나 생분해성이 상당히 떨어지는 관계로 정상적인 기능을 하지 못하는 경우가 다반사이고, 금속을 이용한 인공장기는 부식의 위험도 상당히 높은 것으로 알려져 있다.

이런 시점에서 새로운 인공장기의 연구개발 및 손상된 장기 조직의 재생 치료법에 대한 돌파구로서 줄기세포 연구가 제시되고 있다. 줄기세포 연구는 아직 초기 단계지만, 많은 연구자들이 각종 기관을 구성하고 있는 조직세포로의 분화 비밀을 밝히려고 노력하고 있다. 이런 연구의 결과가 쌓이면 지지체의 도움을 바탕으로 새로운 개념의 재생의학이 발전할 수 있을 것이다.

더 이상의 면역이나 생체적합성에 대한 염려 없이 자신의 몸을 구성하고 있는 일부 줄기세포를 이용하여 손상된 장기세포를 재생하거나 이식용 장기를 재건할 수 있을 것이다. 이처럼 살아있는 세포를 원하는 특정 성질을 갖도록 체외에서 생물학적 특성을 변화한 후에 자신(환자)에게 주입하여 세포의 조직과 기능의 복원 또는 예방을 목적으로 하는 맞춤형 의약품을 '세포치료제' 라고 한다.

세포치료제의 예로는 연골, 피부, 뼈 등과 같은 조직의 재생을 위해 줄기세포를 이용하는 세포치료제와 수지상세포나 자기활성화림프구를 이용하는 면역세포치료제 및 분화가 완료된 세포나 조직을 이용하는 체세포치료제가 있다. 특히 면역세포치료제의 경우는 암세포만 선택하여 파괴하므로, 기존 약물요법으로 인한 부작용(면역저하, 구토, 설사, 탈모 등)이 없고 재발율도 현저히 낮으며, 전이된 암까지도 파괴할 것으로 기대되고 있다. 또한 환자 자신의 삶의 질(일상생활 가능)이 향상되는 효과도 있다.

초기의 의학은 주술에 가까운 행동이었다. 기술이 발달함에 따라 병을 약물이나 외과적 치료로 직접 대하는 방식으로 발전하였다. 하지만 최근에는 세균과 같은 밖으로부터의 영향보다는 비만, 당뇨병 등 인체 내부적인 영향으로 발생하는 병이 많아짐에 따라 질환을 본원적으로 치료하기 위한, 재생의학 단계로 진입하게 되었다. 초기 재생의학은 인공적인 장기나 피부, 뼈 등을 이용한 것이었지만 면역과 생체적합성이라는 문제를 안고 있었다. 최근에는 내 몸의 세포를 이용한 인공장기를 개발함으로써 이런 문제점들을 헤쳐나가고 있다.

: : 줄기세포의 특징

오늘날 의사들과 환자들은 장기이식에 대한 큰 장점을 알고 있고 적극적으로 장기이식을 수행하기를 원하지만 절대적으로 이식원이 부족한 상황이다. 이에 대한 해결책으로 이종 장기이식, 인공장기의 개발 등 많은 방법이 수행되었지만 면역이나 생체적합성 그리고 기능적인 측면에서 많은 부족함을 느꼈다. 그러던 중 인체를 구성하는 서로 다른 세포나 장기로 성장하는 일종의 모세포인 줄기세포가 골수, 말초혈액, 지방, 제대혈, 태반 및 인체 전 장기에 존재한다는 것이 발견되었다. 이러한 줄기세포는 근육, 뼈, 내장, 뇌, 피부 등 신체 각 기관 조직으로 전환될 수 있는 원시단계의 세포로서, 출생 후부터 극히 소량으로 인체에 존재하면서 생명활동에 필요한 세포를 만들어 준다. 예를 들어, 피부에 상처가 생기면 피부줄기세포는 상처가 난 부위의 아래쪽에 작용하

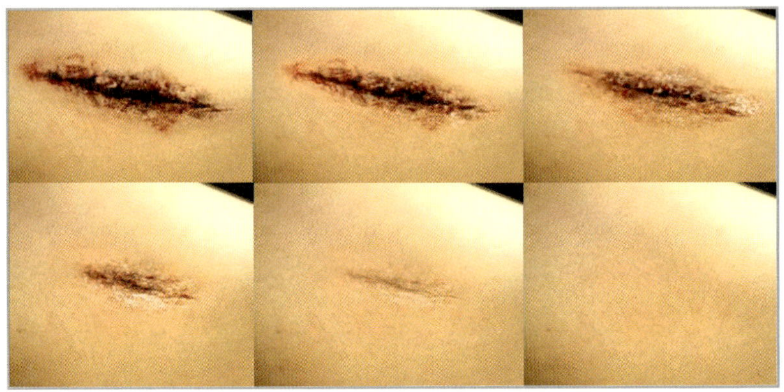

여 피부세포를 생성하여 스스로 상처를 아물게 한다.

줄기세포는 몸 안에 있는 다른 세포와는 확연한 차이를 가지고 있으며, 모든 줄기세포는 출처에 상관없이 다음 3가지 특성을 가지고 있다. ① 줄기세포는 장기간 동안 자기 자신이 스스로 분열하고 증식하는 능력이 있으며, ② 줄기세포는 항상 미분화 상태를 유지하고, ③ 조건이 주어지면 특수한 기능성 세포로 분화할 수 있다.

줄기세포는 인간 생명의 시초가 되는 수정란에서 유래한 배아줄기세포(embryonic stem cell), 출생 후에 인체 여러 조직에서 존재하는 성체줄기세포(adult stem cell)와 이미 분화된 성체세포에 여러 가지 전사인자를 도입하여 역분화시켜 배아줄기세포와 같이 행동하는 세포를 만드는 유도만능줄기세포(induced pluripotent stem cell, iPS)로 나눌 수 있다.

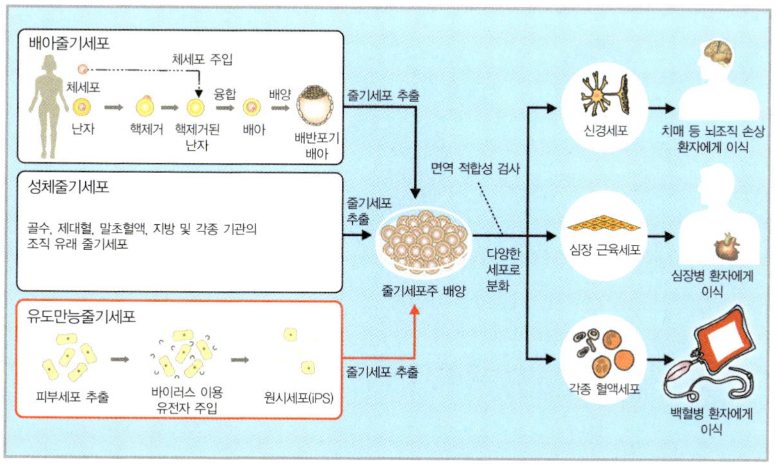

: : 배아줄기세포의 발견

배아줄기세포는 영국 생물학자인 마틴 에번스(Sir Martin John Evans)가 1981년 생쥐의 배아에서 발견했다.

배아줄기세포는 남성의 생식세포인 정자와 여성의 생식세포인 난자의 결합(수정)으로 생성된 수정란(배아)에서 유래한다. 수정 후 낭배기(blastocyst) 배아 내부에 존재하는 30~40개의 내세포괴(inner cell mass)는 세포분열과 분화를 거쳐 배아를 형성한다. 형성된 배아는 임신 기간을 거치면서 하나의 개체로 발생하게 된다. 이 과정에서 내세포괴의 세포들이 혈액, 뼈, 피부, 간 등 한 개체에 있는 모든 조직의 세포로 분화하기에 배아 단계에서 추출한 줄기세포는 뼈, 간, 심장 등 장기로 발전할 수 있는 '만능세포' 라고 불린다.

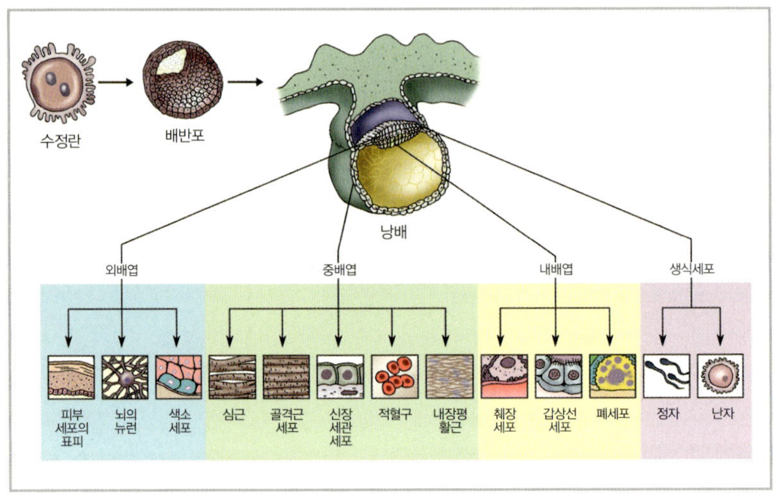

❶ 배아줄기세포 제작 방법

국내에서는 2000년도에 황우석 박사가 배반포 단계의 체세포 복제를 성공하여 특허를 출원하고 박세필 박사가 처음으로 배아줄기세포 배양에 성공하면서 널리 알려지게 되었다. 배아줄기세포주는 실험실 상에서 대략 5~6일이 지난 배아의 내세포괴에서 내외부세포를 추출, 배양함으로써 수립된다. 일정 조건하에서 미분화된 배아줄기세포를 서로 뭉쳐 자라도록 방치하면 세포덩어리(embryoid body)를 형성하고, 배아줄기세포는 스스로 분화하기 시작한다.

❷ 배아줄기세포 특징 및 문제점

배아줄기세포는 모든 조직의 세포로 분화할 수 있는 전분화능을 가지고 있으며, 일반 세포와 달리 노화가 되지 않는 세포로 한 개의 배아

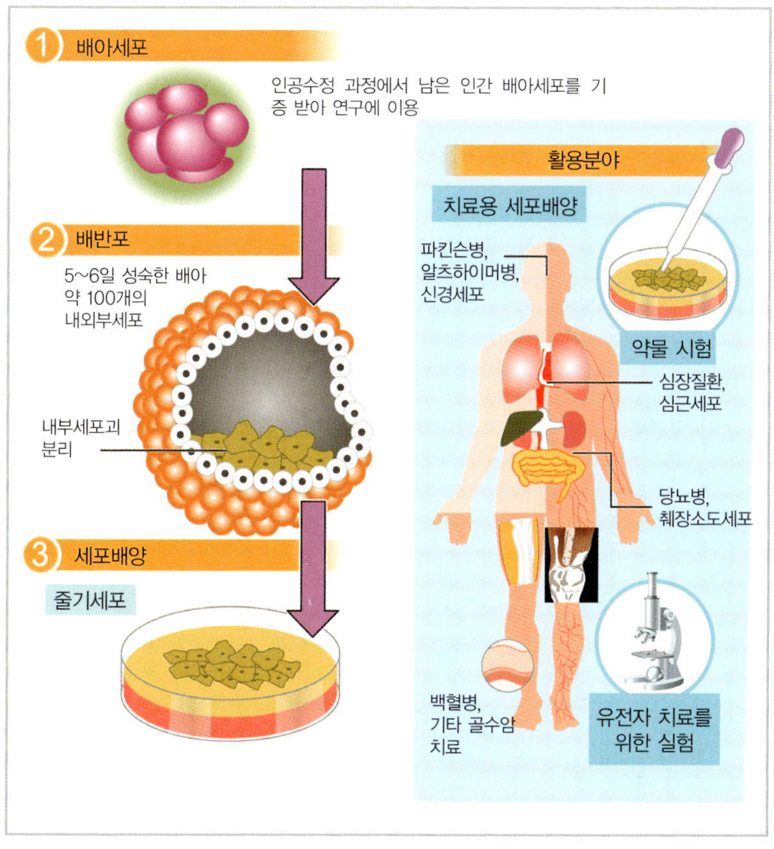

줄기세포를 이용해 수만, 수억 명 환자의 치료에 사용될 수 있다. 하지만 동물을 대상으로 한 배아줄기세포 이식 실험에서 종양 발생 가능성이 발견되었고, 배아줄기세포 채취를 위해 생명체의 시발점인 수정란을 파괴하는 과정을 거쳐야 하기 때문에 윤리적 문제가 제기되고 있다. 이러한 문제점을 피하기 위해 성체줄기세포가 대안으로 떠오르고 있다.

: : 성체줄기세포의 발견

우리 몸은 약 210여 가지의 세포들로 구성되어 있다. 모든 생물들이 일정한 수명을 가지고 있는 것처럼 세포도 나이를 먹으면 죽게 된다. 물론 세포의 수명은 종류에 따라서 달라진다. 적혈구는 120일 정도 살 수 있고, 백혈구는 3~20일 정도이며 피부세포의 수명은 2~4주 정도 된다. 세포의 수명이 정해져 있다면 죽은 세포들의 수만큼 새로 만들어지는 세포가 있어야 한다. 그렇지 않다면 언젠가는 우리 몸의 세포가 모두 없어져 버릴 것이다. 각각의 조직, 기관에서 새로운 세포를 만들 수 있는 것은 세포를 만드는 공장인 성체줄기세포가 존재하기 때문이다.

성체줄기세포는 1961년 틸(Till)과 맥클로흐(Mculloch)가 실험용 쥐를 대상으로 새로운 암 치료법을 연구하던 중에 처음으로 발견했다. 치사량의 방사선에 노출된 쥐는 골수결핍으로 고통을 받았지만, 정상 골수세포를 이 쥐들에게 주사한 결과 이러한 골수결핍증이 회복되었다. 이식된 골수세포가 새로운 혈액세포를 만드는 조혈모세포가 발견되었으며, 성체줄기세포의 중요성을 알리는 시작점이 되었다.

이 연구는 현재 골수이식이라는 방법으로 발전해 전 세계적으로 백혈병 치료 등에 사용되고 있다. 영화나 드라마에서 주인공이 백혈병에 걸려 골수이식을 기다리고 있는 장면을 본적이 있을 것이다. 이는 성체줄기세포가 우리도 모르는 사이 우리와 얼마나 밀접한 관련을 맺고 있는지를 보여주는 한 예라 할 수 있다.

❶ 성체줄기세포의 특징

성체줄기세포는 조직이나 기관의 분화된 세포들 사이에서 발견되는 미분화 세포로서 장기 재생을 위해 인체에 이식하여도 암이 발생하지 않으며, 자기 스스로 증식하여 조직이나 기관의 특수한 기능을 가지고 있는 세포로 분화할 수 있는 능력을 가지고 있다. 이를 조직특이적 분화능력(site-specific differentiation)이라 한다. 예를 들어 성체줄기세포는 이식하였을 때 골수로 들어가서는 혈액을 만들고, 뼈로 이동한 세포는 뼈로 재생하고 신경으로 이동한 세포는 신경조직으로 분화하면서 주변 조직과 잘 어울려서 융화되는 능력을 가지고 있다.

성체줄기세포는 수년간 미분열 상태 및 증식하지 않은 상태로 잠잠하게 지낸다. 그러나 인체 조직에 어떤 손상이 발생하면 다른 장기에 있던 줄기세포가 몰려와서 당장 응급상태에 빠진 조직으로 변하는 분화 유연성(stem cell plasticity)을 가지고 있어서 조직이나 기관 세포들을 유지하고 손상된 세포가 있으면 치료한다. 이 과정에서 이동된 성체줄기세포는 여러 가지 성장인자들을 분비함으로써 손상된 부위의 섬유화를 억제하여 세포가 죽는 것을 막고 괴사 부위를 축소시킨다.

또한, 성체줄기세포는 조직 재생을 돕기 위해 새로운 신생혈관 생성을 촉진해 염증이나 면역 반응 억제를 도모한다. 예를 들어 심장조직에 공급되는 피가 부족하여 생기는 괴사 및 심근경색증에 조혈모줄기세포를 주입하면 원래의 목적이던 혈액을 만드는 것 이외에도 우선 죽어가는 심장근육을 살리기 위해 조혈모줄기세포가 심장근육세포나 심장혈관세포로 변하여 재생을 돕는다. 이러한 연구 결과를 바탕으로 심근경색 환자를 치료한 사례들이 점점 더 많이 보고되고 있다.

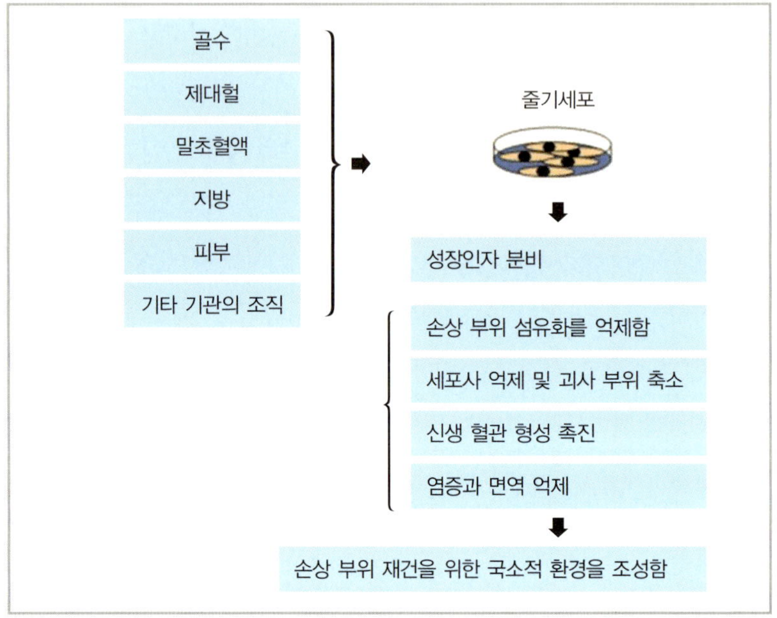

성체줄기세포는 주입된 인체에서 자가 재생산(self renewal)이 가능하다. 미분화 상태에서 주입하여도 암을 유발하지 않기 때문에 이식 후에도 당장 필요한 세포를 만들어내고 나중에 필요한 미분화 상태의 줄기세포를 다시 만들어서 저장하는 능력을 가지고 있다.

성체줄기세포의 가장 큰 장점은 자기 자신의 세포를 사용하여 자가이식(autologous transplantation)이 가능하기에 면역거부반응이 발생하지 않는다는 것이다. 자가이식이 아닌 타인의 줄기세포를 이식받을 때에도 자신과 조직적합성이 맞는 사람을 탐색하여 이식받을 수 있으므로, 체세포 복제와 같은 과정 없이 비교적 쉽게 면역거부반응을 피해 갈 수도 있다.

	배아줄기세포	성체줄기세포
유래원에 따른 분류	· 수정란 유래 배아줄기세포 · 할구 유래 배아줄기세포 · 처녀 생식 배아줄기세포 · 체세포 복제 배아줄기세포	· 골수 유래 줄기세포 · 제대혈 유래 줄기세포 · 지방 유래 줄기세포 · 말초혈액 유래 줄기세포 · 피부 유래 줄기세포 · 각종 기관 유래 줄기세포
장점	· 무한대의 증식능 · 모든 세포로 분화 가능(전분화능)	· 세포 공급원 풍부 · 윤리적 문제없음 · 일부 세포로 분화 가능(다분화능)
단점	· 생명 윤리 문제 · 종양 발생 가능성 · 면역 거부 반응	· 증식능의 한계 · 세포분화의 한계 · 자가 세포가 아닐 경우 면역 거 부 반응
치료제 개발상의 문제점	· 미분화세포 제거기술 개발 필요 (종양발생 억제 기술) · 다양한 배아줄기세포주 확립	· 분화세포를 이용한 세포치료제 개발 필요 · 세포치료제의 메커니즘 규명

❷ 성체줄기세포의 유래원

골수 유래 줄기세포(bone marrow derived stem cells)

골수는 뼈의 내부를 채우고 있는 유연 조직으로 새로운 혈액세포를 생산한다. 평균적으로 골수는 인체 질량의 4%를 차지하며, 약 65kg의 성인의 경우에는 골수의 무게가 2.6kg에 달한다. 골수는 조혈 구획(hematopoietic compartment)과 혈관 구획(vascular compartment)의 두 개의 다른 구획으로 나누어지는 망상조직의 망(그물세공)으로 구성되어 있다. 조혈 구획은 매일 약 5억 개의 혈액세포를 생산하며, 생산된 혈액세포는 혈관 구획을 통해 전신으로 순환된다. 골수는 림프계를 구성하며 인체 면역계를 지원하기 위해 백혈구 (림프구)를 생산한다.

골수는 두 종류의 줄기세포를 가지고 있다. 골수에는 조혈모줄기세 포(hematopoietic stem cell)라는 것이 약 1~3%가 존재하고 있으며, 조 혈모줄기세포는 면역에 관여하는 백혈구(leukocytes), 산소를 운반하 는 적혈구(red blood) 및 지혈에 관여하는 혈소판(thrombocytes)을 만 들어 낼 수 있는 능력을 갖고 있다.

매 순간 끊임없이 분열과 성장을 거듭하며 건강한 혈액을 만들어 내 는 조혈모세포의 특성을 이용하여 1950년대에 미국의 도널 토머스는 최초로 백혈병 치료를 위해 조혈모세포 이식을 수행하였다.

또 다른 줄기세포는 중간엽 줄기세포(mesenchymal stem cell)다. 중 간엽 줄기세포는 골수 기질(stroma)에 포함된 세포로 기질세포라고도 부른다. 이 세포들은 다분성 줄기세포로 여러 가지 세포들로 분화할 수 있는 능력을 가지고 있으며, 체외 실험 혹은 체내 실험에서 골아세포 (osteoblasts), 연골세포(chondrocytes), 심근세포(myocytes), 지방세포 (adipocytes), 베타-췌장 세포(beta-pancreatic islets cells) 및 신경세포 (neuronal cells) 등으로 분화됨이 확인 되었다. 현재 위와 같은 특성을 가진 골 수 유래 줄기세포는 백혈병이나 악성빈 혈 등과 같은 혈액질환뿐만 아니라 각 종 암, 면역질환 등의 난치성 질환 치료 및 재생의학의 재료로 사용되고 있다.

| 장골에서 골수 채취

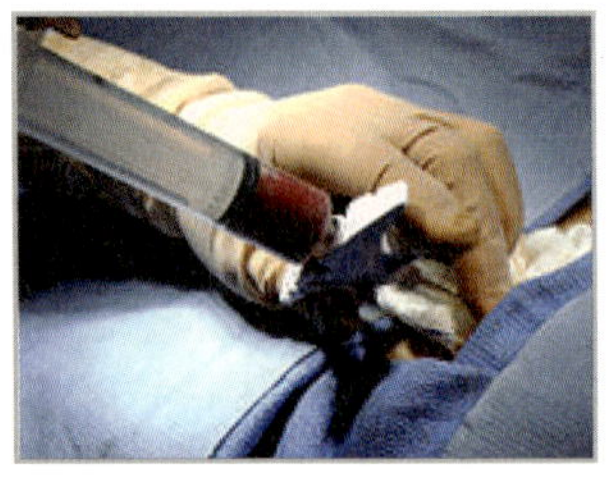

제대혈 유래 줄기세포(cord blood stem cells)

　산모와 태아를 연결하는 탯줄 속에 있는 혈액을 '제대혈'이라고 하며 일생에 단 한 번, 분만 직후에만 채취가 가능하다. 제대혈 유래 줄기세포에는 골수 유래 줄기세포와 마찬가지로 혈액세포를 생성하는 조혈모세포와 연골과 뼈, 근육, 지방, 신경 등을 만드는 중간엽줄기세포 등이 다량 함유되어 있다.

　제대혈 유래 조혈모줄기세포는 채취된 제대혈에 약 0.5~1%로 존재하며, 골수 유래 조혈모줄기세포보다 미성숙하기 때문에 조직적합성 항원 중 3~4개의 유전인자만 일치해도 조혈모세포 이식이 가능하다. 현재에는 골수를 대체할 수 있는 조혈모세포 이식 자원으로 각광을 받고 있다.

　제대혈 이식은 1988년 프랑스에서 판코니 빈혈 환자에게 처음 이식되어 성공을 거두었다. 이식 수술 후 제대혈에 있는 조혈모세포 치유능력의 우수성이 입증되어 제대혈 냉동 보관이 시작되었다. 이후 백혈병과 악성 빈혈 등의 질환에서 제대혈이 활발하게 사용되기 시작했고, 골수 이식보다 쉽고 빠르게 이식을 받을 수 있어 제대혈에 대한 관심이 높아지고 있다. 최근 연구자들은 산모의 태반에서 중간엽 줄기세포와 상피세포를 분리하는 방법을 발견하였으며, 태반 유래 줄기세포를 이용하여 난치성 재생의학 치료제 개발을 위한 연구를 수행하고 있다.

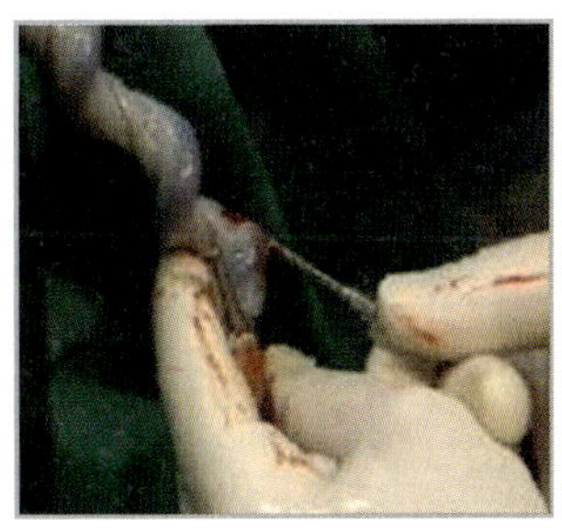

| 탯줄에서 제대혈 채취

말초혈액 유래 줄기세포(peripheral blood stem cells)

보통 골수에서 분열증식을 반복하여 성숙한 조혈모줄기세포만이 말초혈액으로 방출된다. 일반 말초혈액 내에 존재하는 조혈모줄기세포는 0.03~0.09%로 그 양이 골수나 제대혈에 비해 적다. 조혈모줄기세포 이식을 위한 백혈구 성분 채집술(leukapheresis) 과정에서 과립성 백혈구(granulocyte), 단핵구(monocyte) 및 조혈모줄기세포를 골수에서 혈액 내로 동원하기 위해 과립구-대식세포 콜로니 자극 인자(granulocyte-macrophage colony-stimulating factor, GM-CSF)나 과립구 콜로니 자극 인자(granulocyte colony-stimulating factor, G-CSF)를 사용한다. 이러한 조혈인자들을 투여하면 말초혈액 내에 조혈모줄기세포가 수십 배 정도 증가하여 다른 유래원의 조혈모줄기세포보다 그 함유량이 많아진다.

동원된 말초혈액 내의 조혈모줄기세포는 혈액성분채집(apheresis)에 의해 대량으로 채취한 후 냉동하여, 암세포를 근절시키기 위한 제암제요법을 수행할 때나 전신방사선조사가 끝난 후에 급속히 해동하여

| 유래원별 조혈모줄기세포 함유량 비교

유래	골수	제대혈	동원된 말초혈액	말초혈액
전체 백혈구/ml(10^6)	1.63(0.3) n=10	1.54(0.4) n=21	1.41(0.26) n=27	1.17(0.41) n=16
CD34+(백혈구에 포함된 %)	0.71(0.1) n=10	0.42(0.04) n=21	1.46(0.36) n=27	0.09(0.02) n=16
CD133+(백혈구에 포함된 %)	0.46(0.07) n=8	0.4(0.05) n=7	1.04(0.2) n=7	0.07(0.01) n=16

출처 : *J Transl Med*. 2007;5:37-46

환자에게 수혈된다. 이 조혈모줄기세포들은 바로 골수에 정착하여 많은 혈액세포를 만들어 낸다. 이것을 말초혈액줄기세포 이식(Peripheral blood stem cell transplant, PBSCT)이라 한다. 말초혈액줄기세포 이식은 골수 유래 조혈모세포 이식과 달리 줄기세포 채취에 마취 및 수술 과정이 요구되지 않기에 안전하며 비침습적(non-invasive)인 시술로 골수 유래 조혈모세포 이식을 대체하고 있다. 골수 내에 존재하는 조혈모줄기세포와 과립구 백혈구 등을 동원하기 위해서 3~5회 정도 연속으로 조혈인자가 투여되며, 투여 후 구토 및 심한 통증을 유발한다.

최근에는 다른 유래원에 비해 채취가 간단하고, 채취시기에 구애받지 않는 말초혈액에서도 소량이지만 다분화성을 가진 중간엽 줄기세포와 조혈모줄기세포가 관찰되었다. 이러한 줄기세포들은 골수에서 기원된 세포로 손상된 혈관 재생 및 상처 치유에 관여한다. 또한 면역세포의 기원이 될 수 있는 단핵구세포와 백혈구도 말초혈액에 포함되어 있어서 항암치료제의 재료로서 중요한 역할을 가진다. 말초혈액에 포함된 면역세포의 종류와 기능에 관해서는 다음 장에서 이야기할 것이다.

말초혈액 유래 줄기세포는 환자의 말초혈액에서 간단하게 채혈하여 얻을 수 있는 장점을 가지고 있다. 세포증식 배양 기술 개발을 통해 수적인 단점을 극복한다면, 향후 재생의학의 중요한 역할을 수행할 것이다.

| 말초혈액 유래 줄기세포를 이용한 뼈 재생

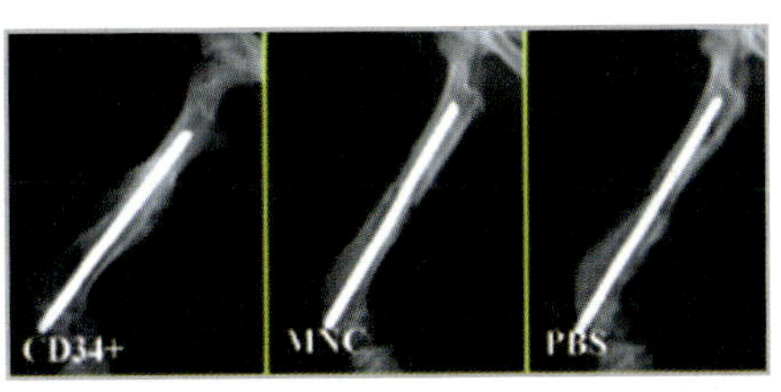

말초혈액 유래 조혈모줄기세포(CD34+)와 단핵구 세포들은 손상된 뼈 조직 내에서 신생혈관과 골 형성 환경을 촉진하여 골절을 완전하게 치유함
출처 : *Am J Pathol.* 2006;169(4):1440-1457

기술	2005	2006	2007	2008	2009	2010	2015
동종이식	역할 미약						
자가이식	주요역할						
골수	주요역할				중간역할		
말초혈액	역할 미약				중간역할		주요역할
제대혈	중간역할						
체세포	중간역할			주요역할			

출처 : *Kalorama Information*. 2004

지방 유래 줄기세포(adipose-derived stem cells)

배아의 중배엽에서 기원한 지방조직에 포함된 지방 유래 줄기세포는 뼈, 연골, 근육, 지방조직 등과 같은 조직들을 생성할 수 있는 중간엽 줄기세포를 가지고 있다. 최근 연구에서 지방 흡입 수술에서 채취된 지방조직에 콜라게나아제(collagenase) 분해효소를 처리하여 얻어지는 지방 줄기세포의 양은 300㎖당 1×10^7개에서 6×10^8개이며 90% 이상의 생존율을 보이고 있다. 골수줄기세포에 비해 쉽게 배양되고 증식 속도도 빠르며 세포 노화 현상도 늦게 일어난다고 보고되었다. 하지만 지방흡입 수술과정을 동반해야 하는 단점을 가지고 있다.

| 허벅지 등에서 지방 채취

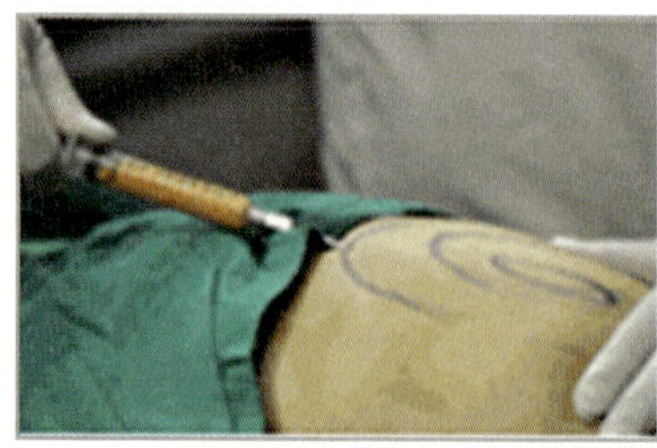
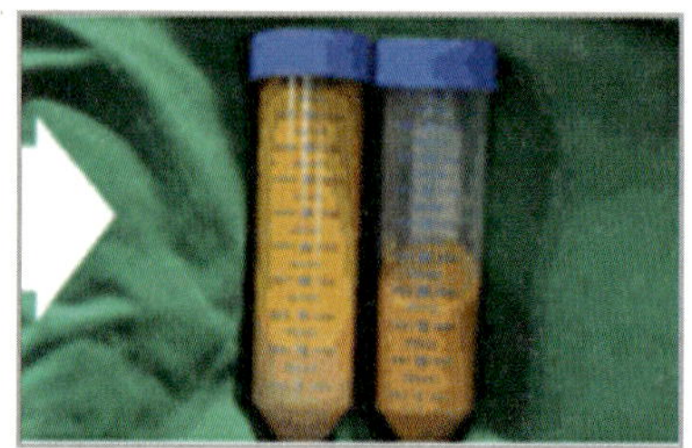

지방 유래 줄기세포는 분리, 배양 방법이 용이하고, 분화능력이 뛰어나 재생의학 분야에서 사용될 수 있으며, 염증 반응이 생겼을 때 면역 억제 기능을 가지고 있어 자가 면역 질환 분야에서 사용될 수 있다.

피부 유래 줄기세포(skin-derived stem cells)

피부는 외부 환경으로부터 내장기관과 조직을 보호하는 기능을 가진 인체에서 가장 넓은 조직으로 약 16,000㎠의 면적을 차지하고 있다. 피부 조직의 70%는 콜라겐이다. 콜라겐의 생성량이 저하되면 주름이 생기거나 피부 탄력이 저하된다. 또한 광노화에 의해 피부에 주름이 생성되고 멜라닌 색소가 증가하여 기미, 주근깨가 유발된다.

피부는 크게 표피(epidermis), 진피(dermis), 피하조직(subcutaneous tissue)으로 나눌 수 있다.

표피는 피부의 제일 바깥층으로 외부로부터 모든 자극이나 상해에

| 피부의 구조

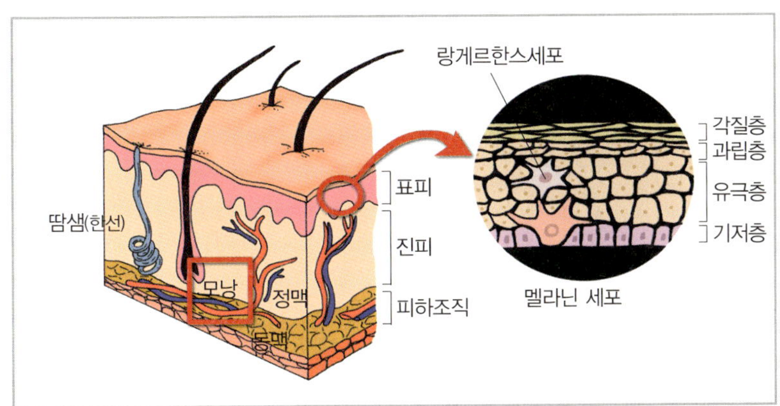

대해서 내부를 보호하는 기능을 가지며 각질층(stratum corneum), 과립층(stratum granulosum), 유극층(stratum spinosum), 기저층(basal layer)으로 구성되어 있다. 특히 표피 최하부에 위치한 기저층에는 세포 분열이 일어나 새로운 세포를 만들어낼 수 있는 케라티노사이트 줄기세포(keratinocyte stem cell)라는 피부 줄기세포가 다수 존재한다.

기저층은 표피와 진피 사이에 존재하는 세포간물질로 이루어진 얇은 막의 콜라겐으로 표피와 진피를 연결하는 역할을 한다. 피부에 작은 상처가 나거나 질환에 의해 피부가 손상되었을 경우, 기저층에 있는 피부줄기세포가 지속적으로 분화해서 기존의 세포를 밀어내고 새로운 세포로 채워서 표피층을 생성한다.

우리는 흔히 물집이 생기거나 상처가 생기면 줄기세포에서 생긴 새로운 세포가 아래에서 위로 올라오는 것을 볼 수 있다. 표피는 혈관과

| 피부 내 존재하는 줄기세포의 종류

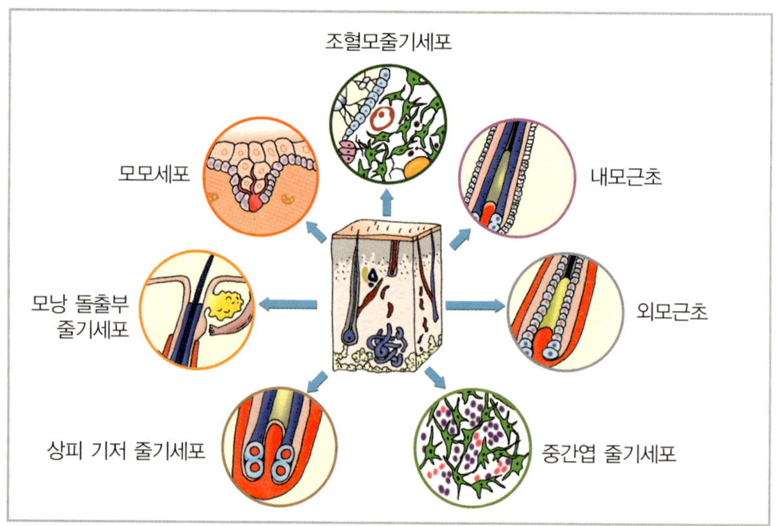

섬유아세포(fibroblast)를 지닌 유두층과 콜라겐 섬유가 세망형태로 결합된 망상결합조직(reticular connective tissue)으로 구성되어 있으며, 진피는 모낭, 땀샘, 피지선과 같은 기관들로 구성되어 있다. 모낭의 윗부분에 존재하는 모낭 돌출부 줄기세포(bulge stem cell)는 피부에 상처가 생기면 상처 회복을 위해 동원되는 상피세포를 복구하여 상처 회복을 촉진한다. 상피세포는 피부 회복에 사용되는 세포 중 30%를 차지한다. 또한 새로운 모낭 세포가 생기는 것에 관여하여 모발 성장과 유지를 도모한다. 이러한 모낭 돌출부 줄기세포의 특징을 이용하여 탈모 치료 및 피부 재생을 할 수 있다.

❸ 성체줄기세포의 활용

성체줄기세포는 환자의 면역학적, 병리학적, 유전적 특징 등을 고려

| 의료산업에 미치는 영향

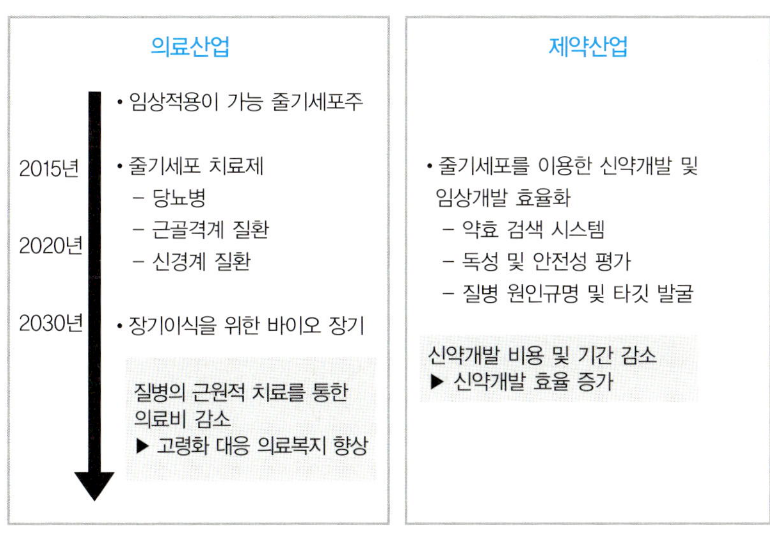

한 최적의 맞춤형 치료를 가능하게 만드는 중요한 재료다. 연구자들은 세포배양을 통해 성체줄기세포를 증식시켜 연골, 뼈, 근육과 같은 특정세포로 분화를 유도한 후에 인체에 상처가 났을 때 이용하거나 질병의 근본적인 치료를 위해 사용하려 한다. 현재 난치성질환을 치료할 가능성이 높은 방법으로 떠오르는 성체줄기세포 치료제 개발에 대한 요구가 커지고 있으며, 이러한 열망에 맞물려 성체줄기세포를 이용한 임상 시험이 활발히 진행되고 있다.

하지만 성체줄기세포를 이용한 임상 치료는 아직 완성되지 않은 단계로 앞으로 더 많은 연구가 수행되어야 한다. 특히 줄기세포 치료를 시행하거나 시행하기 전에 원하는 조직으로 분화를 촉진할 수 있는 신호나 물질의 발견, 이식에 필요한 양을 얻기 위한 줄기세포 대량 배양 방법에 연구의 초점을 집중하고 있다. 그리고 세포이식 후 환자의 몸 안에서 살아남아서 주위 조직과 완전하게 합쳐져 치료 받은 환자의 일생 동안 기능을 적절하게 유지해야 한다는 과제가 있다. 이외에도 어떤 경우라도 이식 받은 환자에게 해가 되어서는 안 되고, 면역학적 거부반응이 없는 세포나 조직을 만들기 위해서는 여러 다른 각도에서의 연구를 해야 한다. 아직 수정과 보완이 필요한 치료법이지만 점점 발전하고 있는 치료 분야이며 많은 연구자들이 줄기세포의 비밀을 밝히고자 매달리고 있다. 그 이유는 이제까지 시행된 어떤 치료법보다 완벽하고 부작용이 적을 수 있는 새로운 치료법이기 때문이다.

: : 유도만능줄기세포의 발견

배아줄기세포만큼의 만능성을 가지고 있지 않은 성체줄기세포의 단점을 보안하기 위해서, 2006년 일본 교토대학의 야마나카 박사팀은 쥐의 피부에 존재하는 섬유아세포에 레트로바이러스 벡터 시스템을 이용하여 4가지 역분화인자(Oct3/4, Sox2, c-Myc, Klf4)를 도입하고 역분화를 유도해 유도만능줄기세포를 제조하였다. 이렇게 만들어진 유도만능줄기세포는 배아줄기세포처럼 다양한 조직세포로 분화할 수 있는 전분화능을 지닌 만능세포임이 입증되었다.

: : 유도만능줄기세포의 특징

유도만능줄기세포는 혈액이나 피부세포와 같은 분화가 완료된 성인의 체세포에 여러 가지 전사 인자를 삽입하여 역분화 과정을 거쳐 배아줄기세포 상태의 만능성을 갖도록 되돌리는 기술로 배아줄기세포와 성체줄기세포의 장점을 살린 차세대 줄기세포로 간주되고 있다. 성인의 체세포를 사용한다는 점에서 배아줄기세포의 윤리적 문제인 배아 사용 논란을 잠식시키고 성인의 체세포를 사용했음에도 불구하고 성체줄기세포를 사용할 경우 떨어지는 만능성을 배아줄기세포 수준으로 극복했다는 장점을 가지고 있다.

배아줄기세포에서 분화된 세포를 이식할 경우에는 면역거부반응이 야기될 수 있지만, 개인의 체세포를 이용하여 유도된 유도만능줄기세

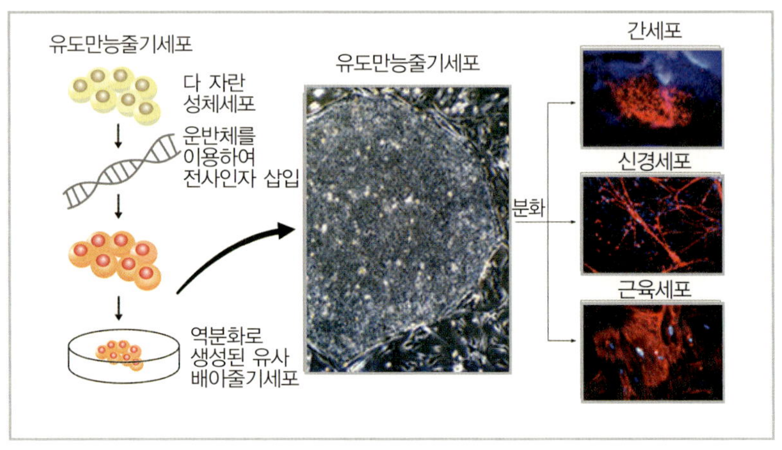

포를 원래 체세포를 제공한 사람에게 이식할 경우 면역거부반응이 일어나지 않을 것으로 예상되고 있다. 이러한 이유로 많은 연구자들은 유도만능줄기세포를 차세대 줄기세포의 대안이자 치료용 줄기세포의 잠재후보로 예상하고 있다. 사람 세포로부터 또한 각종 환자 세포로부터 유도만능줄기세포가 제조되었으며, 현재 유도만능줄기세포 제조 기법은 줄기세포 과학자들 사이에서 환자 맞춤형 줄기세포이식 연구에 널리 활용되고 있다.

차후 유도만능줄기세포 연구에서는 생산과정 표준화와 종양 유발 전사인자를 이용한 역분화가 종양을 발생시킬 수 있는 위험을 제거하는 안전한 제작 방법의 개발이 이루어져야 한다. 또한 낮은 유도 효율과 세포 수준의 분화유도가 아닌 기능을 가진 조직이나 기관으로의 분화도 시도되어야 한다.

미래가 어떻게 펼쳐질지 모르나 지금도 계속 쏟아지는 줄기세포 연

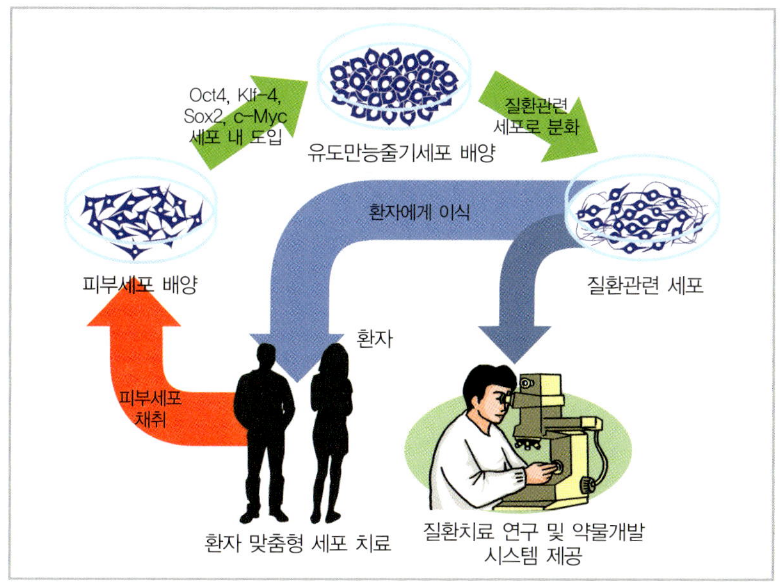

구 결과와 성공적으로 행해지고 있는 많은 줄기세포의 임상치료 성과를 볼 때 머지않은 시기에 줄기세포를 이용하여 질병의 부분적 치료가 아닌 근원적 치료를 가능하게 하는 재생의학이 가능해질 것이다. 이러한 재생의학에 유전자 치료까지 연계된다면 인류는 질병이 없는 행복한 삶을 영위할 수 있을 것이며, 이때 가장 중요한 연구재료가 바로 줄기세포가 될 것이다. 줄기세포는 앞으로 질병을 치료하는 데 있어 치료제로서 뿐만 아니라 질병의 원인규명이나 신약의 독성검사 등과 같은 연구에 이용될 것이다.

세포치료제란 줄기세포가 어떤 세포로도 자랄 수 있다는 성질을 이용한 치료제다. 예를 들어 피부에 상처가 나면 줄기세포는 새로운 세포를 자라게 해 스스로 상처를 아물게 만든다. 이런 줄기세포를 채취하는 방법 면에서 이전에는 배아줄기세포를 추출하는 방법을 이용했으나. 배아도 하나의 생명이라는 윤리 문제에서 벗어날 수 없었다. 최근에는 골수, 제대혈, 말초혈액, 지방, 피부 등에서 줄기세포를 추출할 수 있는 성체줄기세포 연구가 활기를 띰으로써 세포치료제의 길이 활짝 열렸다. 게다가 바이오뱅크를 이용하여 자신의 세포를 사용한 치료는 거부 반응도 일어나지 않는다. 말 그대로 우리의 세포를 다시 재생시키는 진정한 의미의 재생의학이라고 하겠다.

03 줄기세포를 이용한 치료 사례

　많은 과학자들이 21세기 의학에서는 기존의 고전적 약물처치나 수술적 방법을 통한 질병 치료가 손상된 세포, 조직이나 장기를 건강한 것들로 바꾸는 세포·조직대체치료법으로 대체될 것으로 예측하고 있다. 특정 세포로 분화유도된 줄기세포는 퇴행성신경질환인 파킨슨병이나 치매, 척추손상, 뇌졸중, 화상, 심장질환, 당뇨병, 퇴행성관절염, 류마티스성관절염 등과 같은 질환 치료를 위한 세포나 조직으로 사용될 가능성을 가지고 있다. 또한 손상된 심장이나 신장, 간 등을 대체하기 위해 사용될 수도 있다. 예를 들면 앞으로 배아줄기세포나 성체줄기세포인 성인의 골수세포를 심장근육으로 분화시켜 건강한 심장근육세포를 만들어 만성심장질환에 시달리고 있는 환자에게 이식수술을 할 수 있을 것이다. 또한 당뇨병에 걸린 환자에게 인슐린을 분비하는 췌장세포를 이식하거나 화상으로 피부가 손상된 환자에게는 새로운 피부조직을 만들어 이식하는 등의 치료법이 머지않은 미래에 이루어질 것이다.

이번 장에서는 줄기세포를 이용한 난치성 질환의 치료 사례에 관해 발표된 논문이나 보도매체를 통해 살펴보려고 한다.

: : 심혈관계 질환(cardiovascular disease)

심혈관계 질환은 심장과 주요 동맥에 발생하는 질환으로 심장의 구조를 심장 혈관, 판막, 심장 전기 신호를 담당하는 전도계로 나눌 수 있듯이 심장병도 각 부위에 생기는 질환들로 분류할 수 있다. 주요 혈관계 질환들은 대동맥, 허파동맥, 목동맥, 뇌혈관, 신장 동맥, 하지 동맥 등의 주요 동맥이 늘어나거나 막혀서 결국 출혈이 일어나는 질환들로, 주된 원인은 식생활의 서구화, 운동부족 및 고령화에 따른 동맥경화증, 고혈압, 퇴행성 변화, 유전 등이다. 1부에서 설명한, 2010년 통계청의 사망원인 통계를 보면 2위가 뇌혈관 질환, 3위가 심장 질환으로 순환기계통 질환은 악성종양 다음으로 높은 순위를 차지하였다.

심혈관계의 주요 질환들은 고혈압, 허혈성 심장 질환, 관상동맥질환, 협심증, 심근경색증, 동맥경화증, 뇌혈관 질환, 뇌졸중, 부정맥 등이 포함되며 한번 손상된 심혈관계는 그 기능을 회복되기가 매우 어렵다. 따라서 오랫동안 의사들은 손상된 세포 및 조직은 재생될 수 없다고 믿었다. 하지만 여러 기관에서 채취된 줄기세포들을 이식한 결과, 허혈 조직에 신생 혈관이 발생되고, 손상된 세포가 재생되어 결국엔 손상된 근육 및 조직이 재생된다.

❶ 허혈성 심장 질환(ischemic heart disease)

다양한 원인으로 심장근육에 필요한 만큼의 산소가 심장근육으로 공급이 되지 않아 심근이 제 기능을 하지 못하는 상태가 되는 질환으로, 가장 흔한 원인은 심장에 혈액을 공급하는 관상동맥(심장동맥)이 좁아지거나 막히는 것이다.

골수 유래 줄기세포를 이용한 치료 사례

독일 뒤셀도르프(Düsseldorf) 대학의 흉부 심장혈관 외과 부교수인 한스 미하엘 클라인(Hans-Michael Klein)은 2002년에 50명 이상의 허혈성 심장 질환 환자를 대상으로 관상동맥 우회술(coronary artery bypass graft surgery, CABG)을 시술하며 심근관통 혈관재형성(transmyocardial laser revascularization, TMLR)을 이용하여 골수 유래 줄기세포(CD133 양성세포)를 혼합하여 이식하였다. 이식 후 1년 동안 경과를 관찰한 결과, 심장에서 혈액을 내보내는 힘을 측정하는 좌심실구혈률(left ventricular ejection fraction, LVEF: 좌심실의 기능을 측정하는 지표, 정상은 50~80%다) 이 26.7(±2.7)%에서 40.1(±3.3)%로 증가하였다. 또한, 좌심실의 수축 말기 (end-systolic LV wall thickness) 심근벽 두께가 5.6(±0.7)mm에서 11.8(± 1.4)mm로 증가하였다.

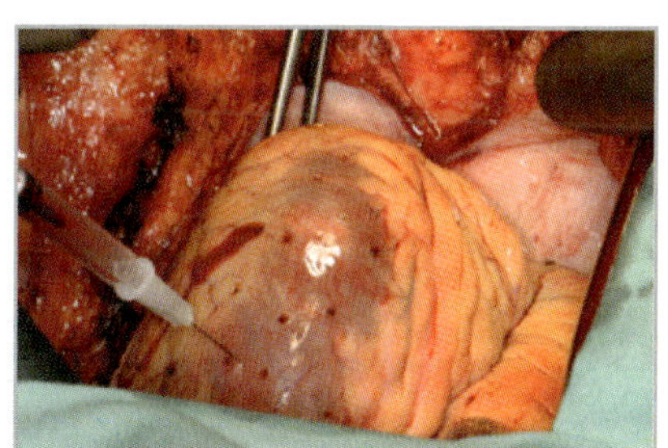

| 환자의 심근에 직접 골수 유래 줄기세포(CD133 양성세포)를 주입

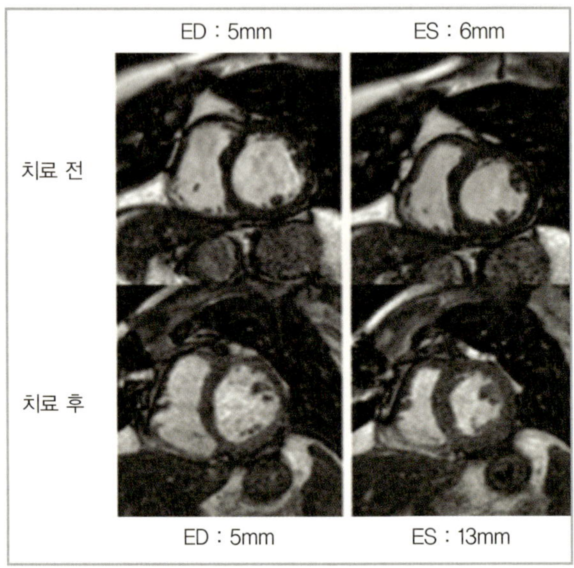

출처 : European Cardiovascular Disease. 2007 - Issue 1

말초혈액 유래 줄기세포를 이용한 치료 사례

2002년 이탈리아 연구진들은 심근 재생과 신생 혈관을 위한 말초혈액 유래 줄기세포 이식의 안전성과 유효성을 측정하는 임상 I상 연구의 사전 연구를 수행하였다. 이 연구에서는 G-CSF로 동원된 말초혈액 유래 줄기세포(CD133 양성세포)를 6년 전에 관상동맥 우회술(CABG)을 수행한 3명의 환자와 1년 전에 수행한 1명의 환자를 대상으로 뛰고 있는 심장에 직접 주입하였다.

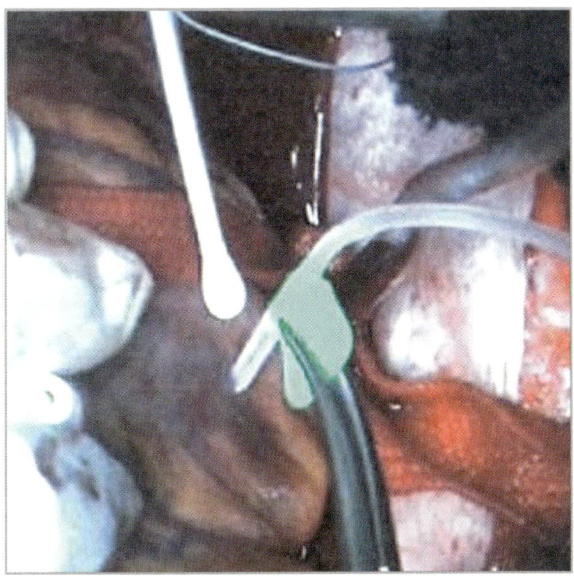

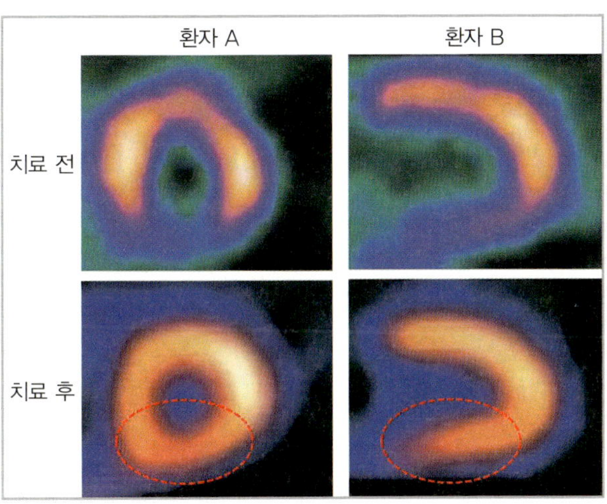

말초혈액 유래 줄기세포(CD133 양성세포)를 주입하고 6개월 후에 심근관류 영상을 비교한 결과, 환자 A와 B에서 하벽 심근과 좌벽 심근이 두꺼워짐이 확인되었다.

출처 : *Ann Thorac Surg.* 2004;78:1808-13

❷ 협심증(angina pectoris)

협심증은 동맥경화에 의해 관상동맥의 내부 지름이 좁아져 심장 근육에 필요한 만큼의 혈액이 공급되지 않아 심장 기능 이상이 발생되는 질환이다. 보통 운동을 하거나 힘든 일을 하는 경우, 심장이 더 많은 일을 해야 하므로 필요한 혈액(영양분과 산소) 양이 증가하게 된다. 협심증 환자는 관상동맥이 좁아져 있으므로 이러한 상황에서 심장에 혈액을 공급하는 데 한계가 온다. 상대적으로 심장으로 가는 혈액량이 심장이 필요로 하는 양보다 부족한 상태에 이르게 되어 가슴에 통증을 느끼게 된다.

말초혈액 유래 줄기세포를 이용한 치료 사례

미국 연구진들은 협심증 질환을 치료하기 위해 G-CSF로 동원된 자가 말초혈액 유래 줄기세포(CD34 양성세포)를 환자의 심근 내에 주입하는 임상 I/IIa 연구를 총 24명의 환자(남 19명, 여 5명)를 대상으로 수행하였다. 이 환자들의 평균 나이는 62.4세(48~84세)로 캐나다 심혈관 클래스(canadian cardiovascular society, CCS)에서 협심증 3 또는 4를

| 치료 3개월, 6개월 후 임상 경과 관찰

	대조군		CD34 양성세포 이식군	
이식 후 관찰 기간	3개월	6개월	3개월	6개월
협심증 빈도 변화(횟수)	6.5 ± 15.2	−4.5 ± 20.1	−11.6 ± 19.5	−12.6 ± 18.2
운동 내성 변화(분)	+0.3 ± 2.1	−	+0.5 ± 1.3	−
캐나다 심혈관 클래스	−0.05 ± 1.2	−0.8 ± 1.7	−1.1 ± 0.8	−1.4 ± 1.0
	16.7% 감소	33.3% 감소	27.8% 감소	50% 감소

출처 : *Circulation*. 2007;115:3165-3172

나타냈다. 이번 임상 연구는 이중 맹검법과 무작위 대조군 임상 연구로 대조군(식염수 주입)은 6명이고, 치료군은 CD34 양성세포를 농도별(5×10^4/kg, 1×10^5/kg, 5×10^5/kg)로 각 6명씩 배정하여 수행하였다. 이식 3개월, 6개월 후에 말초혈액 유래 줄기세포 이식에 관한 부작용은 유발되지 않았으며, 여러 가지 호전된 임상결과를 나타냈다.

❸ 심근경색증(myocardial infarction)

심장에 혈액을 공급하는 관상동맥(심장동맥)이 막혀 심근이 괴사하는 질환이다. 이 질환은 동맥경화에 의해 좁아진 심장동맥에 쌓여 있던 기름 찌꺼기가 터지면서 혈액과 만나 혈전을 형성하고, 형성된 혈전은 혈액의 흐름을 완전히 차단하여 심장근육 괴사와 가슴 통증을 유발한다.

골수 유래 줄기세포를 이용한 치료 사례

독일의 연구진들은 급성 심근경색 치료법의 유효성을 비교하기 위해 40명의 환자를 대상으로 무작위하게 관상동맥 우회술만 시술한 대조군과 관상동맥 우회술과 골수 유래 줄기세포 시술을 함께 수행한 혼합치료군으로 선정하여 수행하였다. 이식 6개월 후에 좌심실 구현율을 비교한 결과, 관상동맥 우회술만 시술한 경우에는 평균 3.4% 증가하였지만 관상동맥 우회술과 CD133 양성세포를 혼합한 치료군에서는 평균 9.7% 증가하였다.

이와 같은 결과는 2005년 파텔 안(Patel AN) 등이 〈흉부심장혈관외과학회지(J Thor Cardiovasc Surg)〉에 게재한 결과와 유사하다. 이밖에도 골수 유래 줄기세포(CD133 양성세포, CD34 양성세포)와 관상동맥 우

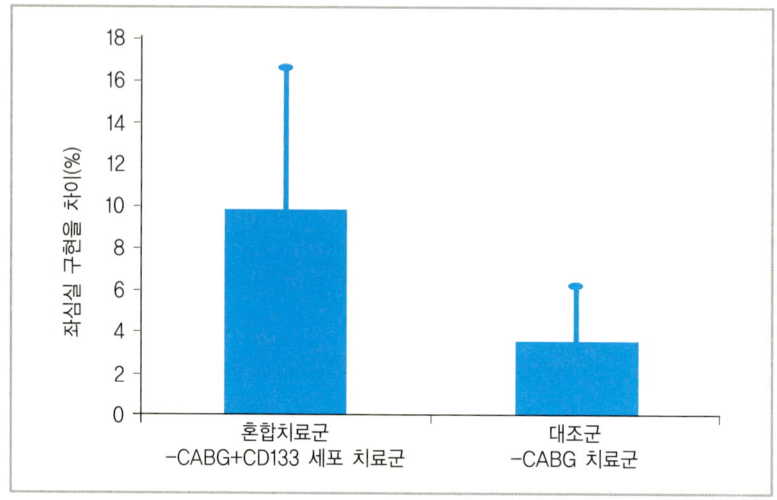

출처 : *European Heart Journal Supplements*, 2006

회술을 이용한 임상 연구 결과들이 많이 발표되고 있다.

말초혈액 유래 줄기세포를 이용한 치료 사례

호주 연구진들은 G-CSF로 동원된 말초혈액 유래 줄기세포(CD34 양성세포)를 이용하여 급성 심근경색 치료를 도모하였다. 말초혈액 유래 줄기세포를 수여받은 20명의 환자들은 이식 6개월 후에 경색 부위의 수축 기능이 향상됨에 따라 좌심실 구현율(LVEF)이 치료 전 평균 46.4(±8.1)%였으나 치료 6개월 후에 54.3(±11)%로 눈에 띄게 증가하였다. 이는 심장 기능의 향상을 의미한다.

❹ 뇌졸중(stroke)

뇌혈관의 부분 혹은 전체적인 이상에 의해 발생한 뇌 기능의 장애가

158

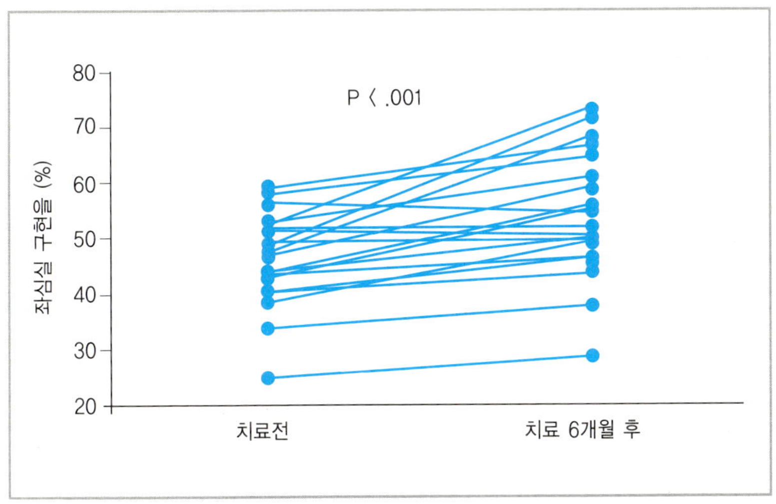

출처 : *Am Heart J.* 2006;151:1296.e7-1296.e13

상당 기간 동안 지속되는 질환으로 뇌혈관이 막혀서 발생하는 뇌경색(허혈성 뇌졸중)과 뇌혈관의 파열로 인해 뇌 조직 내부로 혈액이 유출되어 발생하는 뇌출혈(출혈성 뇌졸중)을 통틀어 말한다.

골수 유래 줄기세포를 이용한 치료 사례

한국 연구진들은 2003년 11월부터 2006년 9월까지 뇌졸중 환자(증상을 나타낸 평균 기간 27개월) 총 180명의 손상된 중추 신경계에 골수 유래 줄기세포(단핵구 세포)를 투여한 후 평균 28.5개월(10개월~40개월)을 관찰하였다. 56명 환자들의 운동 기능 점수가 40.3에서 50.1로 증가하였고, 치료 후 28명의 환자들이 N-아세칠아스팔테이트(N-Acetyl Aspartate, NAA)를 크레아틴(Creatinine, Cr)으로 나눈 비율이 증가하였다.

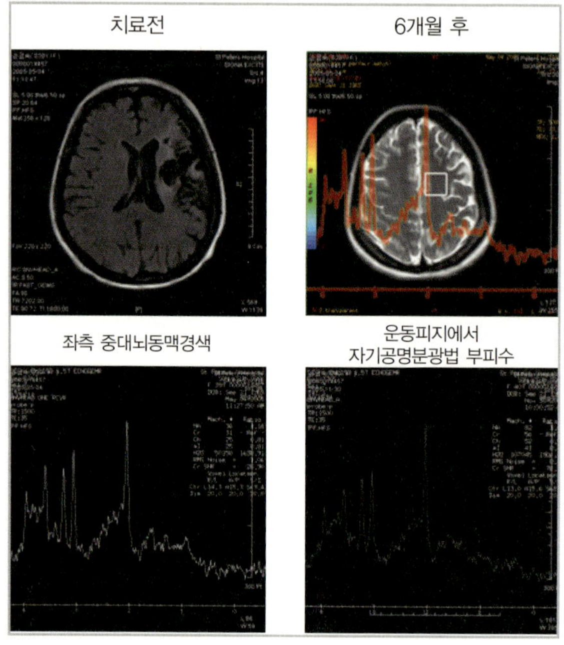

39세 여성 환자, 운동지수가 48.5에서 65로, NAA/Cr 비율이 1.18에서 1.45로 향상되었고 혈뇌장벽이 치유되고 신경기능이 회복됨

출처 : *St. Peter's Hospital*, Seoul, Korea, 2007년 11월 7일

: : 간질환(liver disease)

간은 인체에서 가장 큰 장기로 크기는 양 손바닥을 합친 정도이다. 횡격막 아래의 오른쪽 위 복부에 위치하며 정상인은 붉은색을 띠고 있다. 간은 앞으로는 늑골에 의해 보호되고, 위로는 횡격막과 맞닿아 있다.

간은 뛰어난 재생 능력을 가지고 있어서 정상 성인의 경우, 전체 간 용량의 40%만 남게 되더라도 원래의 크기로 회복될 수 있다. 이러한 재생 능력을 이용하여 부분 간 이식이 가능하며, 이식된 간에서는 하루에 약 70㎤ 정도의 간 조직이 생성된다.

간은 여러 가지 물질대사(탄수화물, 지방, 단백질), 암모니아를 요소로 바꾸는 기능, 알코올 대사, 해독 기능, 항체 생산, 쓸개즙 생성 및 배설, 불필요한 물질의 배설, 혈액 응고, 순환 혈액량 조절, 물과 전해질 대사 기능, 각종 비타민과 미네랄 저장, 호르몬 대사 등을 수행하며 1천 가지 이상의 효소를 생산한다. 이처럼 간은 우리 몸에서 일어나는 대부분의 화학반응에 관여하고 있기에 매우 중요한 장기이다. 간이 정상적으로 작용하기 위해서는 간 내의 혈액 순환이 정상적으로 이루어져 간세포에 충분한 산소와 영양분이 공급되어야 한다. 단백질이 결핍되거나 기아가 계속되면 간 단백질이 줄어들어 효소의 효능과 간 기능의 저하가 유발된다.

2010년 통계청이 발표한 사망원인 통계를 보면 간질환은 8위를 차지하였다.

❶ 간경변(liver cirrhosis)

간경변증은 만성간염이나 지방간에 의해 지속적으로 간이 파괴되는 질환으로 정상적인 간 조직이 재생결절(regenerative nodules; 작은 덩어리가 만들어지는 현상)과 같은 섬유화 조직으로 변화되어 결국에는 간의 기능 저하를 유발한다. 이 질환의 주요 원인은 알코올 과다섭취나 치료되지 않은 지방간, 간염 등이다.

골수 유래 줄기세포를 이용한 치료 사례

이란 연구진들은 4명의 간경변 환자를 대상으로 채취 후 배양된 자가 골수 유래 중간엽 줄기세포를 말초 정맥에 주입하는 임상 I상 연구를 시도하였다. 이번 임상 연구는 안전성과 유효성을 확인하기 위해 수행되었으며, 치료 후 만성간질환 정도를 평가하는 점수인 MELD(model for end-stage liver disease)의 변화와 환자들의 삶의 질이 측정되었다. 배양된 자가 골수 유래 중간엽 줄기세포가 투여된 환자들은 경과 관찰기간 동안 이식 부작용이 관찰되지 않았으며, MELD 점수가 1에서 4로 증가하였다. 또한 모든 환자들의 신체적 요소 척도가 48.5에서 90.5로, 정신적 요소 척도가 64.75에서 74로 증가하였다. 이는 환자들의 삶의 질이 향상되었음을 의미한다. 이번 임상 연구 결과를 바탕으로 간경변 치료를 위한 골수 유래 중간엽 줄기세포 이식이 안전성과 유효성을 가지고 있음이 확인되었다.

| 자가 골수 유래 중간엽 줄기세포 이식 전후 간 사진 비교

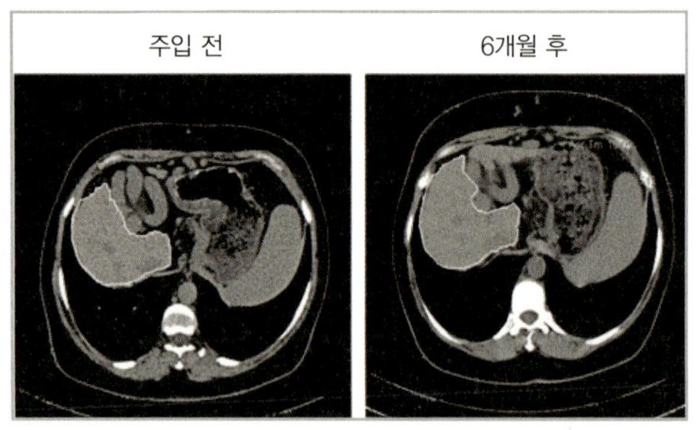

간의 부피가 줄기세포 주입 전 495cm^{3}에서 6개월 후에 814cm^{3}로 약 1.64배 증가함

출처 : *Arch Iranian Med* 2007;10(4):459-466

말초혈액 유래 줄기세포를 이용한 치료 사례

2005년 8월경, 중국 시징(Xijing) 병원 의료진들은 HCV와 HBV가

결합된 간경변 남성 환자에게 G–CSF로 동원된 말초혈액 유래 줄기세포를 간동맥에 주입하였다. 그 후 26개월간 경과를 관찰한 결과, 간 생성 기능을 표지하는 단백질인 알부민(albumin), CHO 및 CHE가 혈청에서 증가됨이 확인되었다. 이러한 결과는 총체적인 간 기능의 회복을 의미한다.

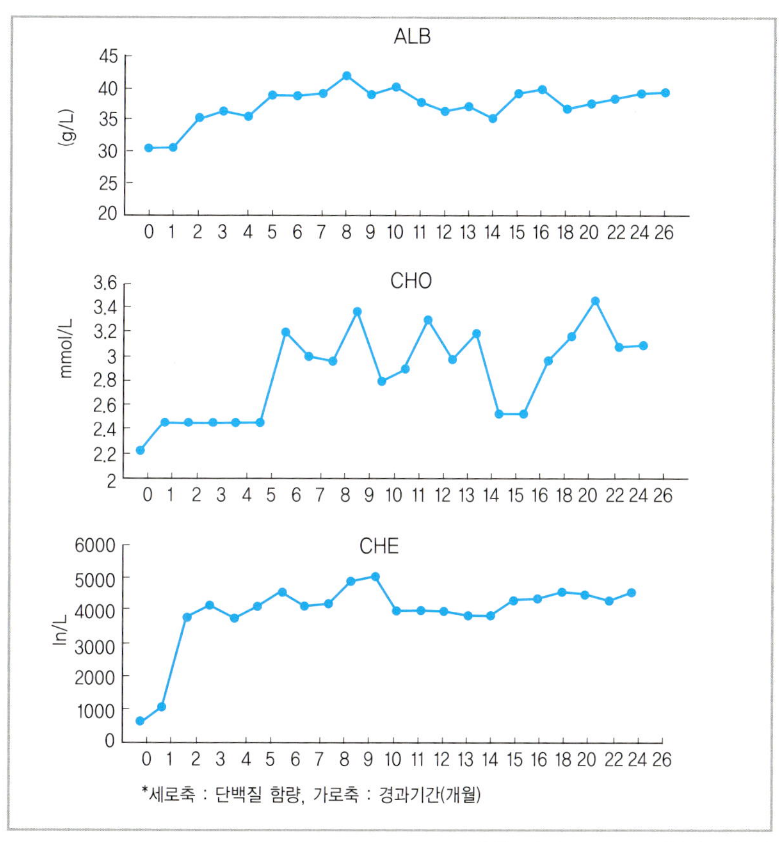

출처 : *EXCLI Journal.* 2008;7:13–18

❷ 간부전(liver failure)

간부전이란 바이러스성 간염, 알코올성 간염, 자가 면역성 간염, 독성 간염 등 여러 원인에 의한 간질환으로 간의 합성 및 해독 기능이 저하된 상태를 말한다. 간부전의 진행 속도에 따라 크게 급성 간부전과 만성 간부전으로 나눌 수 있다. 일반적으로 급성 간부전은 황달 등의 첫 증상이 나타난 이후 4주 이내에 간성 혼수가 생기고, 간의 단백질 합성 능력이 떨어지는 경우로 정의한다. 만성 간부전은 만성 간질환에 의하여 간경변이 발생하고, 이에 따라 서서히 간 기능 악화가 진행된다.

골수 유래 줄기세포를 이용한 치료 사례

이전 연구에서 G-CSF에 의해 유도된 말초혈액 유래 CD34 양성세

| 골수 유래 줄기세포 주입 후, 혈액 내 단백질 함량 측정

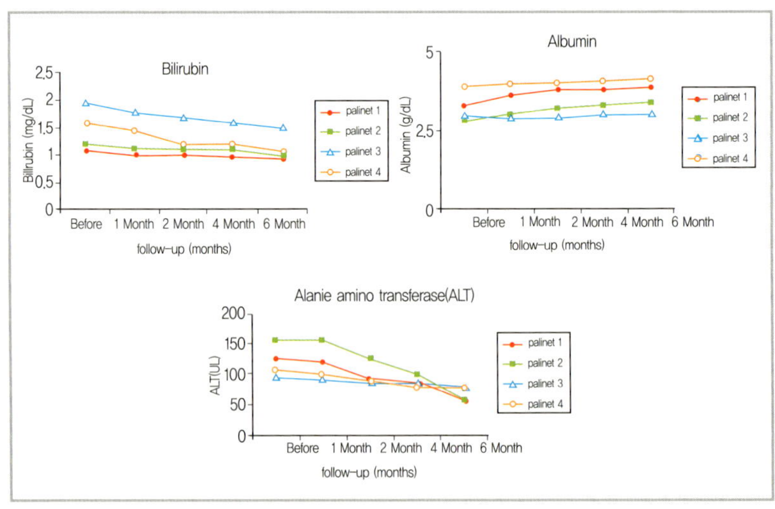

출처 : *Transplantation Proceedings*. 2008;40:1140-1144

포군과 자가 골수 유래 줄기세포군이 손상된 조직을 재생시킬 수 있는 잠재성이 확인되었고 자가 골수 유래 줄기세포들이 간세포와 다른 세포계열로 분화될 수 있음을 확인하였다. 이러한 사실을 바탕으로 인도 오와이시(Owaisi) 병원 의료진들은 4명의 만성 간부전 환자에게 G-CSF 투여 후, 자가 골수 유래 줄기세포(CD34 양성세포)를 수집하여 간동맥에 주입하였다. 줄기세포 이식에 관련된 합병증이나 부작용은 발병되지 않았다. 4명의 환자들은 이식 1달 후에 혈청 알부민, 빌리루빈(bilirubin) 합성이 증가하였고 ALT 수치가 감소하였다. 이와 같은 결과는 간 기능의 향상을 의미한다.

: : 대사질환(metabolic disease)

생체 내 물질대사 장애에 의해서 발생하는 대사질환은 당질대사의 이상에 의해 발생하는 당뇨병과 요산대사의 장애에 의해 발생하는 통풍으로 나눈다.

❶ 당뇨병(diabetes mellitus)

당뇨병은 췌장에서 분비되는 인슐린의 양이 부족하거나 정상적인 기능이 이루어지지 않았을 때 발생하는 대사질환의 일종이다. 혈중 포도당 농도가 높아지는 고혈당이 특징이며, 고혈당으로 인하여 여러 증상 및 징후가 일어나고 소변으로 포도당이 배출된다.

당뇨병은 인슐린의 생산유무에 따라 제1형과 제2형으로 나뉜다. 제

1형 당뇨병은 유전적인 요인이나 자가면역기전으로 췌장의 랑게르한 스섬 β 세포가 파괴되어 발생하는 질환으로 인슐린을 전혀 생산하지 못하는 '인슐린 의존형'으로 '소아당뇨'라고 불린다. 인슐린이 상대적으로 부족한 제2형 당뇨병은 인슐린 저항성(insulin resistance; 혈당을 낮추는 인슐린 기능이 떨어져 세포가 포도당을 효과적으로 연소하지 못하는 것)을 가진다. 제2형 당뇨병은 유전적인 요인 외에도 고열량, 고지방, 고단백의 식단, 운동 부족, 스트레스 등 환경적인 요인이 크게 작용한다. 제2형 당뇨병은 노령화와 서구적인 식생활 탓에 지속적으로 증가하고 있으며 여러 가지 합병증을 유발하기에 그 위험성은 커지고 있다.

통계청의 2010년 사망원인 통계를 보면 당뇨병에 의한 사망은 5위를 차지하고 있다.

| 2007년 4월 12일, SBS 8시 뉴스 보도 장면

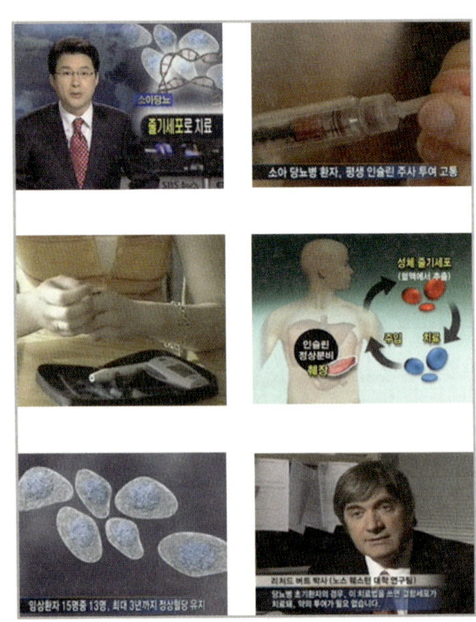

말초혈액 유래 줄기세포를 이용한 '제1형 당뇨병' 치료 사례 ①

2007년 4월, 미국 노스웨스턴 대학 연구팀은 환자의 혈액에서 채취한 성체줄기세포에 화학요법을 처리한 후에 다시 환자의 인체에 주입하자 인슐린이 정상적으로 분비됐다고 보도 매체를 통해 발표하였다. 연구팀은

이 치료법으로 치료한 임상 환자 15명 중 13명이 인슐린 투여 없이 최소 몇 달에서 최대 3년까지 정상 혈당을 유지하고 있다고 언급하였다.

연구를 주도한 리차드 버트 박사는 소아당뇨병 초기 환자의 경우, 이 치료법을 쓰면 결함이 있는 췌장 세포가 치료되기 때문에 인슐린 투여가 필요 없을 것이라고 예상하였다. 연구팀은 소아당뇨병 환자가 지속적인 투약 없이도 오랜 기간 정상 혈당을 유지하는 치료법은 이번이 처음이라고 언급하였다.

말초혈액 유래 줄기세포를 이용한 '제1형 당뇨병' 치료 사례 ②

브라질 연구진들은 20명(12~35세)의 제1형 당뇨병 환자를 대상으로

| 인슐린 미복용 기간 측정

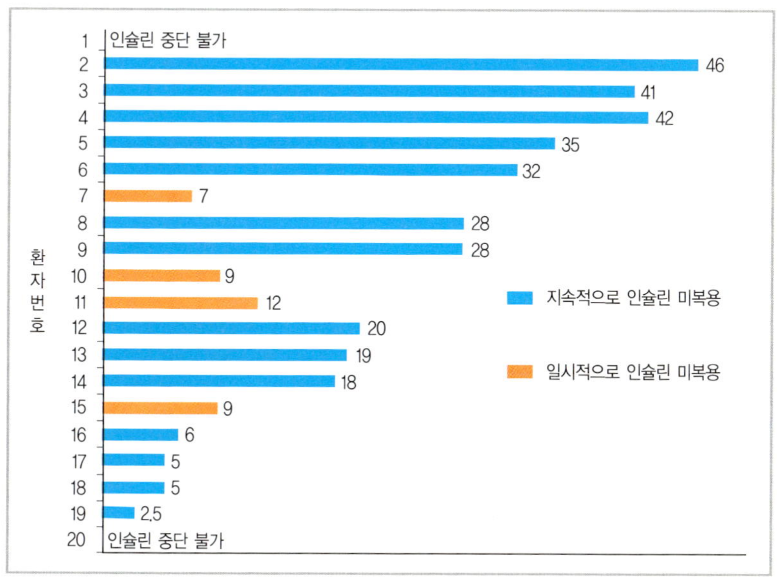

출처 : *Ann N Y Acad Sci*, 2008;1150:220-229

동원된 자가 말초혈액 유래 줄기세포(CD34 양성세포)를 중심 정맥 삽입관(central venous catheter)을 이용하여 투여하였다. 평균 23.3개월(1~47개월)을 관찰한 결과, 20명의 환자 중 18명의 환자가 인슐린 복용으로부터 자유롭게 되었다.

골수 유래 줄기세포를 이용한 '제2형 당뇨병' 치료 사례

인도 연구진들은 5년 이상 제2형 당뇨병을 유지하고 1년 이상 인슐린을 복용한 10명(남 8명, 여 2명)의 환자를 대상으로 자가 골수 유래 단핵구 세포 이식을 수행하였다. 이식 후, 6개월 동안 경과를 관찰한 결과, 하루에 필요한 인슐린 복용량이 감소했고 공복 시 혈당이 감소했다.

| 이식 경과 관찰

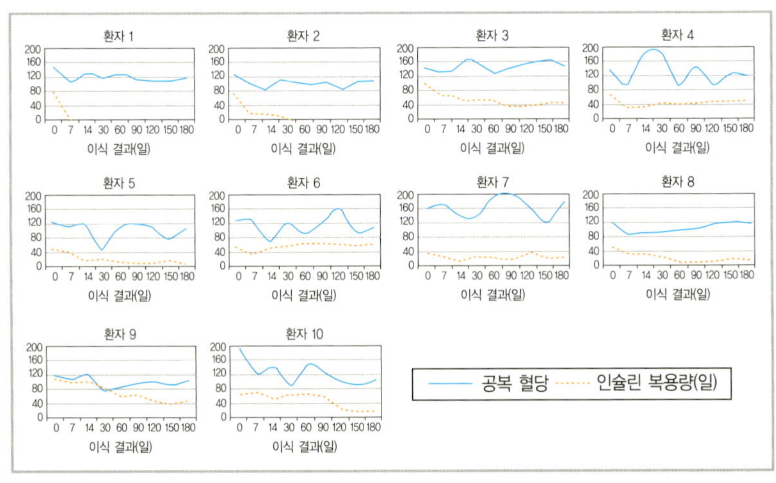

출처 : *Stem Cells Dev*, 2009;18:1407–1415

❷ 당뇨병 합병증

갑자기 몸 안에서 인슐린이 부족하게 되면 당뇨병성 케톤산증 (diabetic ketoacidosis)과 고혈당성 고삼투압 증후군(hyperglycemic hyperosmolar syndrome)의 급성 합병증이 생길 수 있다. 이 경우 즉각적인 치료가 필요하며, 적절히 치료하지 않으면 의식을 잃거나 사망에 이를 수 있다. 만성 합병증으로는 미세혈관질환 합병증인 망막병증, 신장병증, 신경병증 등이 있고, 대혈관질환 합병증인 관상동맥질환, 말초동맥질환, 뇌혈관질환 등이 있다.

당뇨병에 걸린 후 가장 많이 나타나는 질환이 말단 혈관의 손상에 의한 주변 조직 괴사로, 그동안 치료법이 개발되지 않아 많은 환자들이 사지절단이라는 극단적인 방법을 선택해야만 했다. 하지만 현재에는 줄기세포치료를 통해 많이 호전되는 양상들이 관찰되었다.

말초혈액 유래 줄기세포를 이용한 '중증하지허혈' 치료 사례 ①

중국 연구진들은 G−CSF를 투여하여 동원된 말초혈액 유래 단핵구 세포를 수집한 후에 28명의 당뇨병성 중증하지허혈 환자에게 투여하였다. 3개월 후 경과를 관찰한 결과, 하지통(lower limb pain)과 궤양을 포함한 주요 징후들이 대조군에 비해 눈에 띄게 향상되었다. 레이저를 이용하여 하지 혈류를 측정한 결과 0.44(±0.11)에서 0.57(±0.14)로 증가하였으며, 세포 이식군의 18개 궤양 중 14개(77.8%)의 궤양이 완전하게 치유되었다. 반면 대조군의 18개 궤양 중 7개(39.8%)만이 치유되었다. 세포 이식군에서는 부작용이 발견되지 않았으며, 대조군 5명의 환자들에게서 사지 절단이 수행되었다.

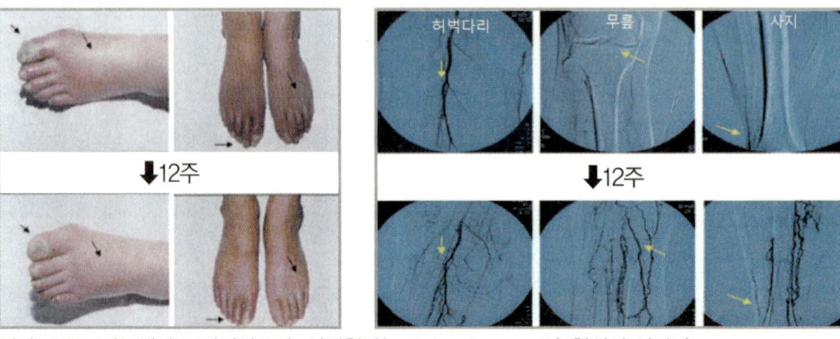

궤양, 부종, 피부색이 호전되었으며, 신생혈관(collateral vessels) 형성이 나타남

출처 : *Diabetes Care*. 2005;28:2155-2160

말초혈액 유래 줄기세포를 이용한 "중증하지허혈" 치료 사례 ②

일본 연구진들은 투석을 하고 있는 심각한 당뇨성 폐쇄동맥경화증 (arteriosclerosis obliterans, ASO) 환자 5명을 대상으로 자가 말초혈액 유래 단핵구 세포를 이식한 결과, 장기간 동안 삶의 질이 향상되었음을 발견하였다. 이식 4주 후에 피부 온도를 측정한 결과 의미 있는 수치로 증가하였으며, 피부 관류압(skin perfusion pressure, SPP)과 상압−발목

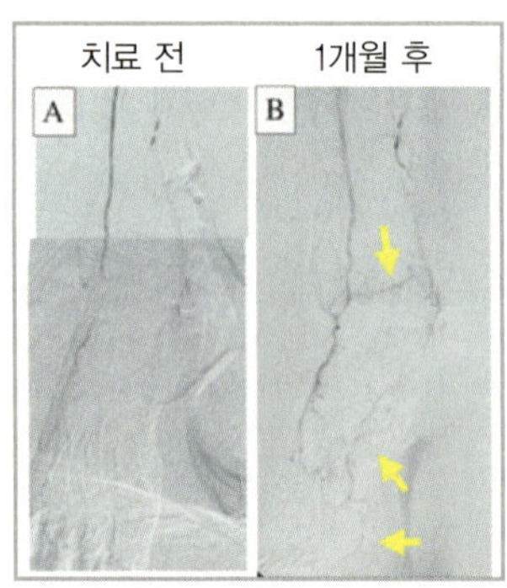

곁맥관과 등쪽발허리동맥이 새롭게 생성됨

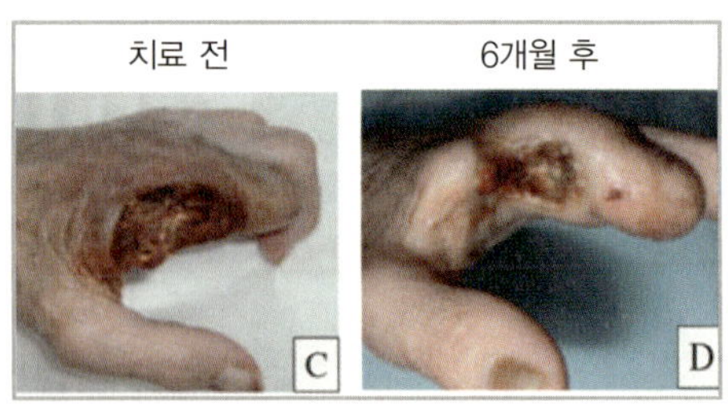

궤양 크기가 50×30mm에서 12×8mm로 작아짐

출처 : *Circ J*. 2007;71:1193-1198

지수(ankle-brachial index, ABI)가 증가하였다. 이러한 치료 효과는 24주까지 지속되었다. 말초혈액 단핵구 세포 이식은 다리의 통증을 완화하고 허혈 치료 효과를 6개월 동안 지속적으로 보였으며, 심각한 부작용을 유발하지 않았다. 이와 같은 말초혈액 단핵구 세포 이식 치료법은 투석을 수행하고 있는 당뇨병 환자 중 심각한 폐쇄동맥경화증 환자의 치료에 안전하고 효과적이다.

: : 자가면역질환(autoimmune disease)

우리 인체의 면역체계는 외부로부터 자신의 몸을 보호하는 중요한 방어 시스템이다. 매일 들이마시는 공기부터 먹는 음식물, 피부에 닿는 여러 물질까지, 사람이 평생 살면서 접하는 이물질은 다양하다. 면역은 이런 물질을 만날 때마다 어떻게 처리할 것인지 고민하고 인체에 해를 일으키는 세균·바이러스 등 병원체로 판단되는 것을 제거하기 위한 반응을 일으킨다. 자가면역질환은 바이러스, 박테리아, 곰팡이 등 외부 미생물로부터 우리 몸을 지키는 면역체계가 이상을 일으켜 거꾸로 인체의 장기나 기관을 공격해 일어나는 질병으로 그 원인이 명확하지 않아 치료가 쉽지 않다. 남성보다는 여성에게서 많이 나타나며, 자가면역질환의 종류는 약 80가지 이상이 보고되고 있다. 대표적 자가면역질환은 류머티즘관절염, 루푸스, 베체트병, 소화기관 전체에 염증을 일으키는 크론병, 인슐린이 필요한 소아당뇨도 이에 속한다.

이번 장에서는 자가면역질환의 대표적인 질환인 전신성 경화증(루푸스)과 류마티스관절염 치료를 위한 자가 말초혈액 유래 줄기세포 이식에 관한 사례를 알아보도록 하겠다.

말초혈액 유래 줄기세포를 이용한 '루푸스' 치료 사례 ①
2005년 한양대 연구진은 치료 방법이 없었던 난치성 루푸스 환자의 혈액에서 뽑아낸 말초혈액 유래 줄기세포의 면역체계를 파괴한 후에 환자 몸에 다시 넣어 면역기능을 되살리는 치료 방법을 5명의 환자에게 시행한 결과 4명이 완치되었다고 보고하였다. 이번 연구를 이끈 한

| 2005년 10월 5일, SBS 8시 뉴스 보도 장면

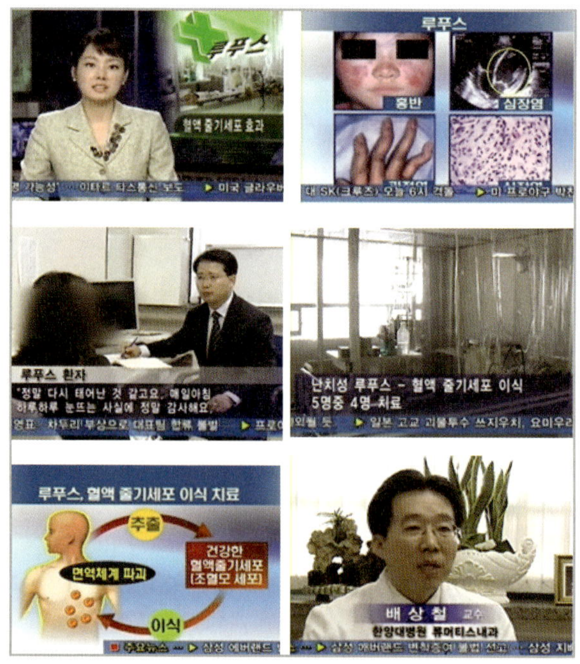

양대 류머티스내과 배상철 교수는 건강한 조혈모세포가 환자 몸속에 들어가게 되면 그동안 잘못됐던 루푸스의 면역 기능이 완전히 재구성돼서 다시 건강한 면역계를 구성한다고 설명하였다. 하지만 이 치료법은 55세 이상 고령자나 당뇨병 환자, 결핵 환자의 경우에는 적용할 수가 없다고 언급하였다. 특히 건강한 줄기세포를 이식해도 몸속에 항체가 일부 남아 있기 때문에 재발하거나 사망할 수도 있어 더 이상 치료 방법이 없는 난치성 루푸스 환자에게만 이 치료법을 적용할 수 있다고 밝혔다.

말초혈액 유래 줄기세포를 이용한 '루푸스' 치료 사례 ②

일본 연구진은 난치성 자가면역질환에 고용량의 화학요법(cyclophosphamide) 치료를 수행하는데, 이 효과를 높이기 위해 자가 말초혈액 줄기세포 이식을 수행하는 임상 I/II상 연구를 수행하였다. 세포 이식 결과, 파괴되었던 조혈모 기능이 빠르게 재구성되었으며, 이식과 관련된 사망자는 없었다. 자가 말초혈액 유래 줄기세포의 이식은 모든 전신성 경화증 환자의 피부경화증을 확실하게 향상시켰다.

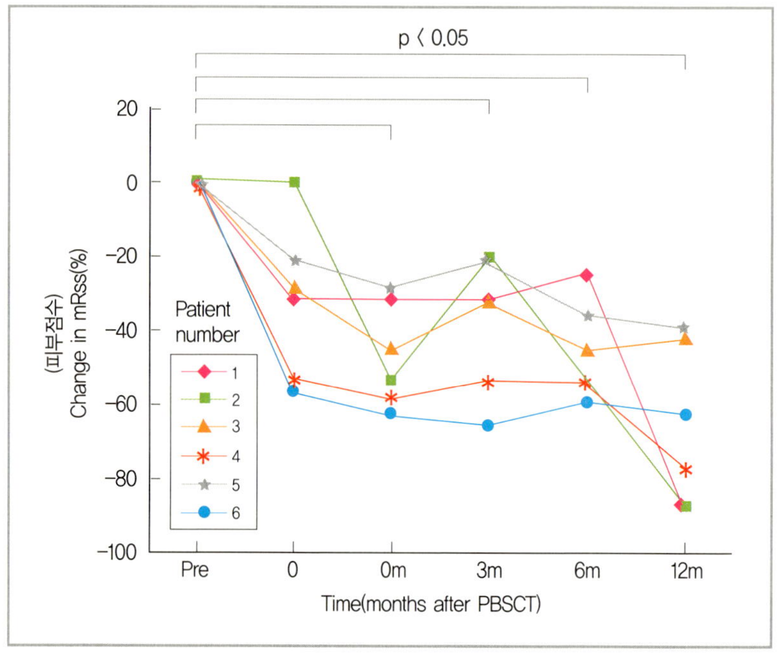

자가 말초혈액 유래 줄기세포 이식 후에 피부경화증이 현저하게 사라짐.

출처 : *Ann Rheum Dis.* 2006;65:508?514

말초혈액 유래 줄기세포를 이용한 '류마티스관절염' 치료 사례

한국 연구진은 난치성 류마티스관절염 54세 여성 환자의 치료를 위해 G-CSF로 동원된 자가 말초혈액 유래 줄기세포(CD34 양성세포)를 분리한 후에 고농도의 면역 억제 요법(HDIT)과 병행치료를 수행하였다. 말초혈액 유래 줄기세포 이식 후에 관절 증상이 향상되었고, 6개월 후에는 미국 류마티스 학회의 진단기준(american college of rheumatology, ACR 50)에서 50%나 감소되었다.

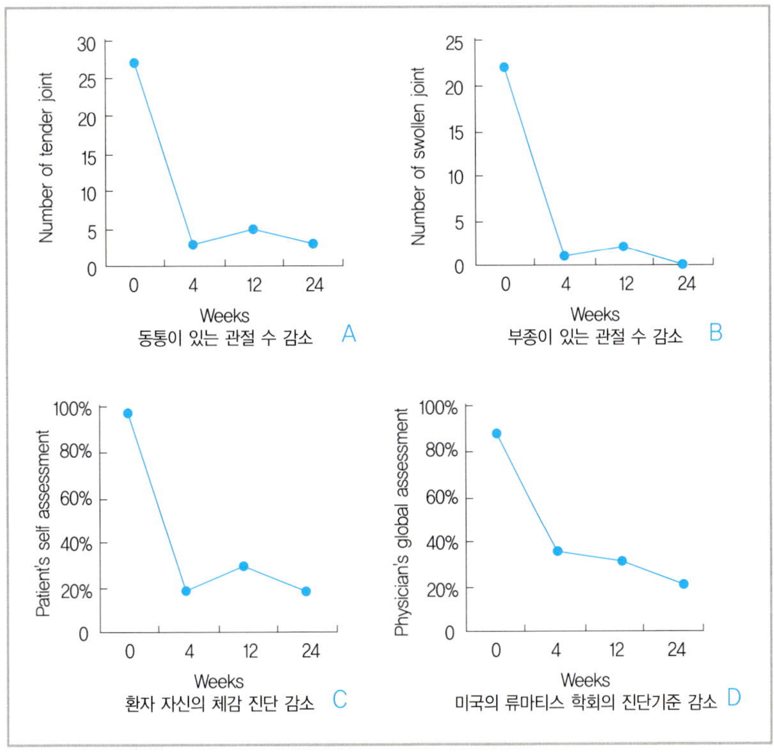

출처 : *J Korean Med Sci.* 2002;17:129-132

: : 척수 손상(spinal cord injury)

척추는 우리 몸의 기본 형태를 이루는 중요한 골격으로 목뼈인 경추가 7개, 등뼈인 흉추가 12개, 허리뼈인 요추가 5개, 골반을 이루는 천추가 5개, 꼬리뼈인 미추가 4개로 모두 33개의 뼈로 구성되어 있다. 이러한 척추뼈 가운데로 지나가는 신경다발이 바로 '척수' 다.

질병이나 사고와 같은 외상에 의해 발생된 척수 손상은 정상적인 운

동, 감각 및 자율신경기능 이상을 초래하여 심신 양면으로 심각한 후유
장애를 가져온다. 척수 손상이 되면 뇌와 신체 사이에 신경전달이 제대
로 되지 못하여 손상 부위 이하에서 운동신경의 마비로 움직임을 잃게
되고 감각을 소실하게 되며 자율신경계에 의해 조절되는 방광과 장의
조절에 이상이 온다.

이번 장에서는 척수 손상 치료를 위한 줄기세포 이식 사례들을 살펴
보도록 하자.

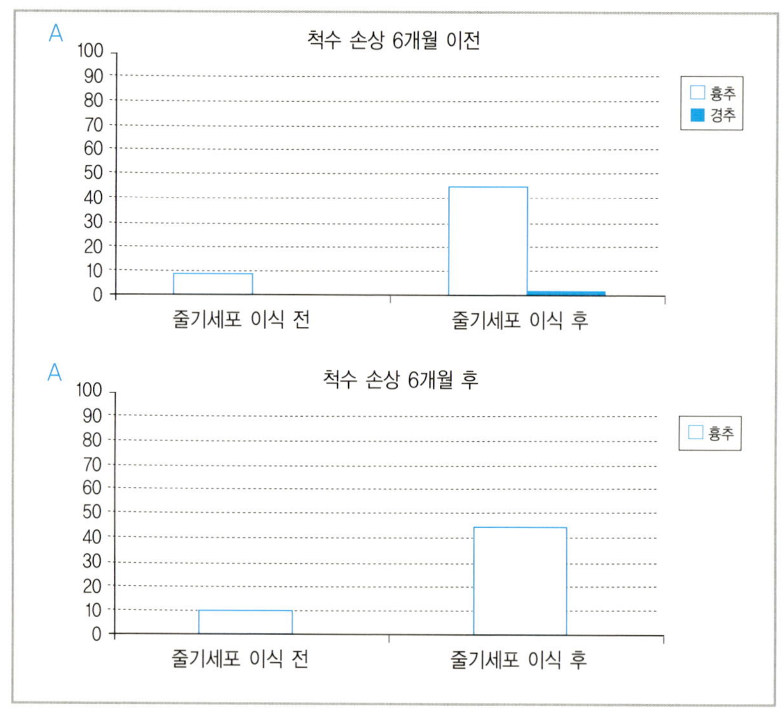

출처 : *Cytotherapy.* 2009;11(7):897?911

골수 유래 줄기세포를 이용한 치료 사례

인도 연구진은 척수 손상이 발생한 지 6개월이 지난 환자 20명과 6개월이 지나지 않은 환자 10명을 대상으로 분리 배양된 자가 골수 유래 줄기세포를 요추 천자를 통해 환자의 등에 이식한 후 3년 동안 경과를 관찰하였다. 3년 동안 모든 환자에게서 심각한 부작용이 발견되지 않았으며, 장애인 판정 기준으로 일상생활의 수행능력을 나타내는 지수인 바텔지수(Barthel's Index) 점수가 모든 환자군에서 의미 있게 향상되었다. 하지만 6개월 이상 손상된 환자군 중 경추 환자의 경우에는 바텔지수 점수가 0으로 향상되지 않았다.

제대혈 유래 줄기세포를 이용한 치료 사례

한국 서울대 연구진은 1985년 사고에 의해 12번 흉추 파열과 11번-12번 흉추 탈골이 일어나 양쪽 하반신 마비로 19년 6개월간 전동 휠체어에 의지하고 있는 37세 여성 척수 손상 환자에게 주조직적합성 항원(HLA)이 일치하는 제대혈 유래 다분화성 줄기세포를 손상된 척추 부위에 직접 주입하였다. 세포 이식 41일 후에 그녀의 지각 능력과 엉덩이와 허벅지의 운동 신경이 향상되었으며, CT와 MRI 상에서 손상된 부위의 척수 재생을 확인했다. 이처럼 제대혈 유래 다분화성 줄기세포 이식은 척수 손상 환자의 치료를 위한 좋은 치료제가 될 것이다.

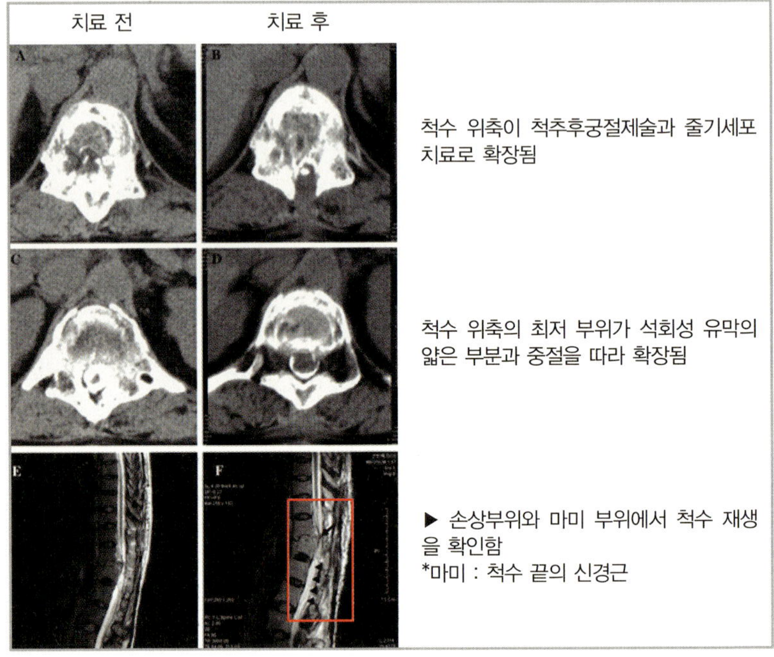

출처 : *Cytotherapy*. 2005;7(4):368-373

: : 암 치료 사례

앞선 장에서는 말초혈액 유래의 면역세포와 수지상 세포를 이용하여 직접 종양 세포를 파괴하는 항암 치료에 관해 알아보았다. 이번 장에서는 여러 가지 고형암 치료를 위해 고용량 화학요법을 받은 환자의 약해진 면역체계를 말초혈액 유래 줄기세포를 이용하여 복구한 사례를 알아보자.

말초혈액 유래 줄기세포를 이용한 '전이성 유방암' 치료 사례

한국 서울대 연구진은 16명[평균 연령 46세(39~54세)]의 전이성 유방암 환자들을 대상으로 고용량 화학요법과 G–CSF로 동원된 자가 말초혈액 유래 줄기세포(CD34 양성세포) 이식을 수행하였다. 그 결과, 고용량 화학요법에 의해 약해진 면역체계가 재건되어 전체 생존율이 증가하였다.

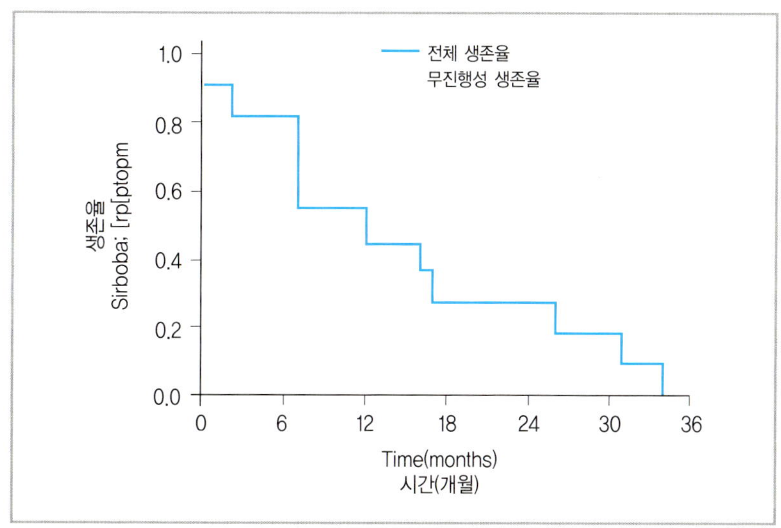

출처 : *J Korean Cancer Assoc.* 2000;32(6):1059–1066

전이군의 평균 생존기간은 12개월(3~21개월)이었으며, 병이 진행되지 않은 평균 무진행 생존기간은 5개월(0~12개월)이었다. 이번 임상 시험 결과에서 고위험군과 전이성 유방암 환자에서 고용량의 화학요법과 자가 말초혈액 유래 줄기세포 이식술은 항암 치료의 한 방법으로 안

전성과 유효성이 확인되었다.

말초혈액 유래 줄기세포를 이용한 '소세포 폐암' 치료 사례

일본 교토 의과대학 연구진은 18명의 소세포 폐암 환자를 대상으로 고용량 화학요법과 G-CSF로 동원된 자가 말초혈액 유래 줄기세포(CD34 양성세포) 이식을 수행하였다.

제한성 병기(LD)를 가진 환자들의 2년간 생존율은 72%였으며, 5년간 생존율은 55%로 나타났다. 또한 확장성 병기(ED)를 가진 환자들의 2년간 생존율은 43%였으며, 5년간 생존율은 0%로 나타났다. 고용량의 화학요법과 자가 말초혈액 유래 줄기세포 이식술을 병행한 18명의 환자 중 83.3%가 완치 또는 완치에 가까운 효과를 나타냈다. 자가 말초혈액 유래 줄기세포 이식과 관련된 합병증은 관찰되지 않았다.

| 생존률 측정

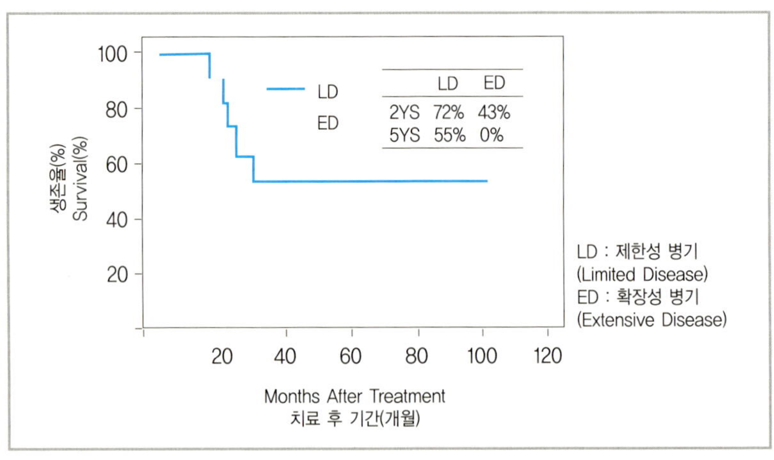

출처 : *CHEST*. 2005;128:2268-2273

말초혈액 유래 줄기세포를 이용한 '전이성 신장암' 치료 사례

미국 국립보건원(NIH) 연구진은 19명(남성 15명, 여성 4명, 평균나이 48세)의 전이성 신장암 환자를 대상으로 타가 말초혈액 유래 줄기세포(CD34 양성세포) 이식을 수행하였다. 17명의 환자들은 조직적합성 항원(HLA)이 일치했지만, 2명은 불일치하였다. 이식 결과, 3명의 환자에게서 각각 27, 25, 16개월 후에 완전 관해(종양이 거의 관찰되지 않음)가 일어났으며, 7명의 환자에게서 평균 129일 후에 부분 관해(전이 지연)가 일어났다. 하지만 8명의 환자는 전이성 신장암의 진행이 계속되었고, 1명의 환자는 타가 말초혈액 유래 줄기세포 이식에 반응을 보이지 않았다.

| 이식 전, 후 CT 비교

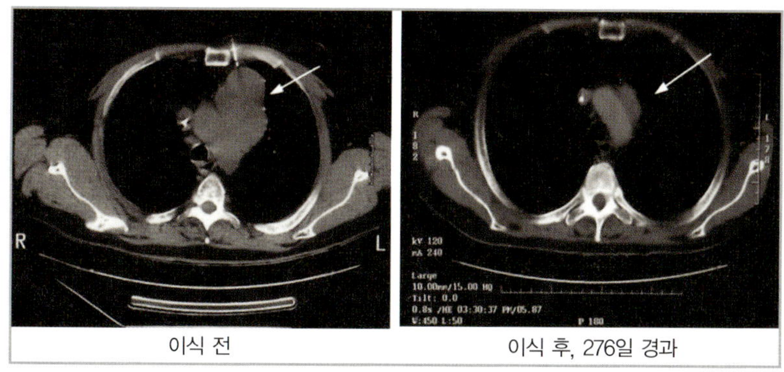

| 이식 전 | 이식 후, 276일 경과 |

출처 : *N Engl J Med.* 2000;343:750-758

8번 환자의 경우 이식 276일 후에, CT 촬영에서 폐문 림프절 부위의 종양 감소를 확인할 수 있었다.

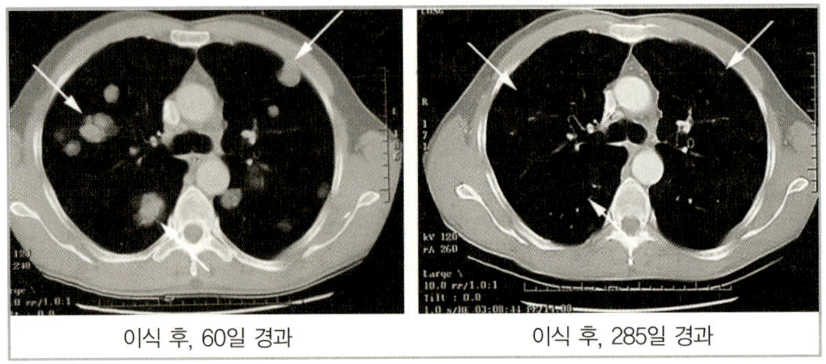

출처 : *N Engl J Med.* 2000;343:750-758

　19번 환자의 경우, CT 촬영에서 폐 전이에 대한 부분 관해(종양 감소)가 일어난 것이 확인되었다. 타가 말초혈액 유래 줄기세포 이식 후, 19명의 환자 중 9명은 평균 402일(287일~831일) 동안 생존했으며, 이식과 관련된 합병증은 관찰되지 않았다.

　말초혈액 유래 줄기세포를 이용한 '원발성 중추신경계 림프종' 치료 사례

　한국 연세 의과대학 연구진은 원발성 중추신경계 림프종을 가진 46세의 여성 환자를 치료하기 위해 고용량의 화학요법과 자가 말초혈액 유래 줄기세포(CD34 양성세포) 이식을 병행하였다. 28개월이 지난 후에 림프종 내에 침윤이 완벽하게 사라졌음을 확인했다.

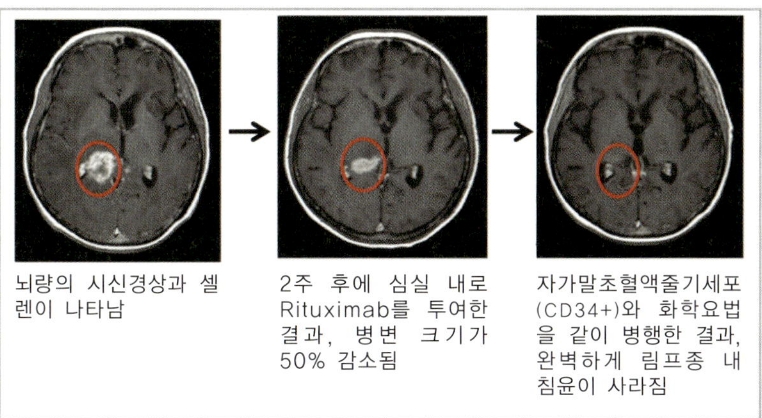

출처 : *Yonsei Med J.* 2009;50(2):280–283

말초혈액 유래 줄기세포를 이용한 '혈액암' 치료 사례

중국 연구진은 여러 가지 암을 치료하기 위해 G-CSF에 의해 동원된 자가 말초혈액 유래 줄기세포(CD34 양성세포)를 49명의 혈액암 환자와 2명의 유방암 환자를 대상으로 이식한 결과, 전체 환자의 생존율과 평균 생존기간이 향상되었으며, 이식과 관련된 합병증은 나타나지 않았다.

자가 말초혈액 유래 줄기세포 이식은 급성골수성백혈병과 비호지킨 림프종 환자의 예후를 분명히 향상시켰으며, 혈액암과 각종 고형암 치료에 매우 중요한 역할을 할 것이다.

: : 그 밖의 치료 사례

줄기세포는 여러 가지 세포로의 분화능력과 자가 재생능력을 가지고 있다. 이러한 줄기세포의 특성을 이용하여 난치성 질환의 치료를 비롯해 신체적 손상에 의한 골(뼈) 질환 및 피부 화상 질환과 같은, 일상생활에서 흔히 일어날 수 있는 질환의 치료에도 적용이 가능하다.

❶ 골절 치료 및 연골 재생

골수 유래 줄기세포를 이용한 '골절' 치료 사례

크로아티아 연구진은 자가 골수 유래 줄기세포를 이용하여 44세 남성 환자의 골절 치유를 시도하였다. 줄기세포 이식 6개월 후에 골 결손 부위에 가골(callus: 뼈와 흡사한 조직)이 형성되었고, 이식에 관련된 부작용이 나타나지 않았다.

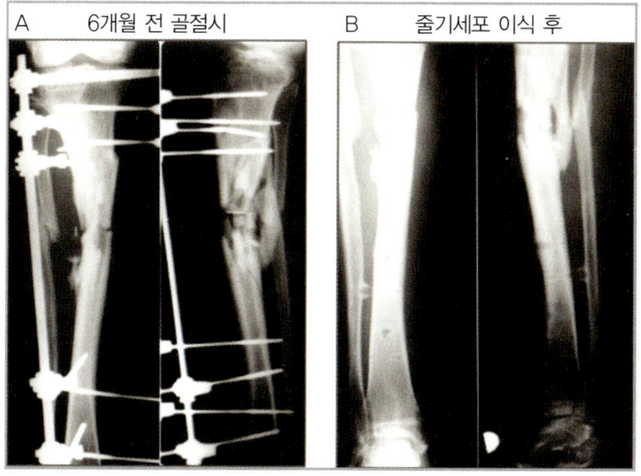

출처 : *CMJ*. 1999;40:429-432

골수 유래 줄기세포를 이용한 '연골 손상' 치료 사례

일본 연구진은 자가 골수 유래 줄기세포를 이용하여 31세 남성 환자의 연골 손상 치료를 시도하였다. 이 환자는 오른쪽 무릎 연골에 약 20×30-mm의 깊이로 손상을 입었으며, 국제 연골 재생 학회 분류 기준(international cartilage repair society classification, ICRS)에서 4등급 상태였다.

환자의 골수에서 줄기세포를 채취 분리한 후, 체외 배양을 통해 부착 세포만을 수집하여 콜라겐 젤과 혼합하고, 이것을 손상된 연골 부위에 주입하였다. 이식 7개월 후에 손상 부위가 부드러운 조직으로 덮여지는 것이 발견되었으며, 1년 후에는 임상적인 증상을 관찰할 수 있었다. 이 환자는 예전과 같은 활동력을 갖게 되었으며, 다른 합병증이나 고통은 없었다. 이와 같은 연구 결과에서 보듯이 자가 골수 유래 줄기세포는

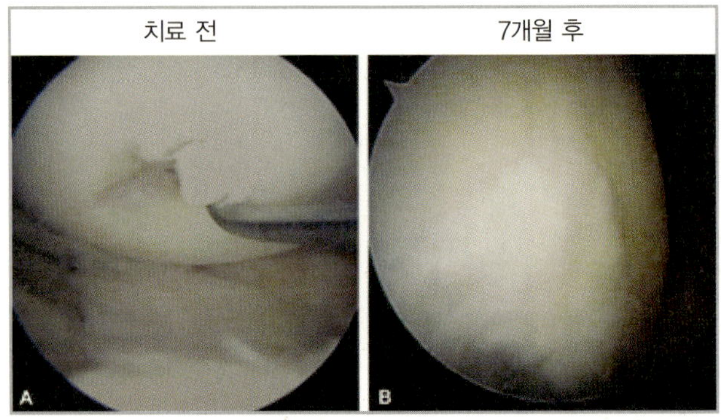

관절경 검사법결과, 7개월 후에 주위 관절 연골보다 부드러운 조직으로 결손부위가 덮여짐.
출처 : *OsteoArthritis and Cartilage. 2007;15:226–231*

어리고 활동적인 환자의 손상된 연골 재생을 촉진할 수 있을 것이다.

❷ 피부 재생

골수 유래 줄기세포를 이용한 '창상' 치료 사례

일본 연구진은 1년 이상 창상이 유지된 3명의 환자를 대상으로 자가 골수 유래 줄기세포를 이용하여 치유를 시도하였다. 창상 부위에 직접 자가 골수 유래 줄기세포를 이식한 결과, 모든 환자의 창상 부위가 융합되었다. 치료된 부위를 피부 조직 생검을 통해 분석한

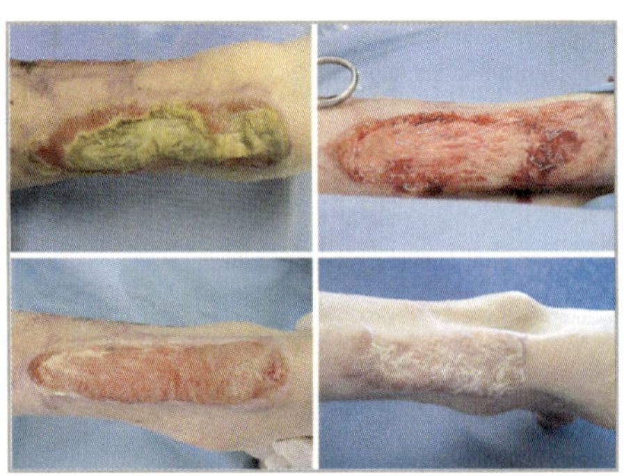

출처 : *Arch Dermatol. 2003;139(4):510–516*

결과, 임상적, 조직학적으로 창상 부위가 감소되었다. 이 결과를 미루어 볼 때, 자가 골수 유래 줄기세포는 치유되지 않은 만성 창상의 피부 재구성과 치유를 유도한다.

골수 유래 줄기세포를 이용한 '화상' 치료 사례

프랑스 연구진은 방사선에 의해 화상(직경 10㎝)을 입은 27세의 여성 환자를 대상으로 자가 골수 유래 줄기세포를 이용하여 치유를 시도하였다. 환자의 화상 부위에 2차에 걸쳐 배양된 골수 유래 줄기세포를 이식한 결과, 화상으로 인해 벌어져 있던 창상 부위가 치유되기 시작하였다.

| 화상 부위 치유 과정

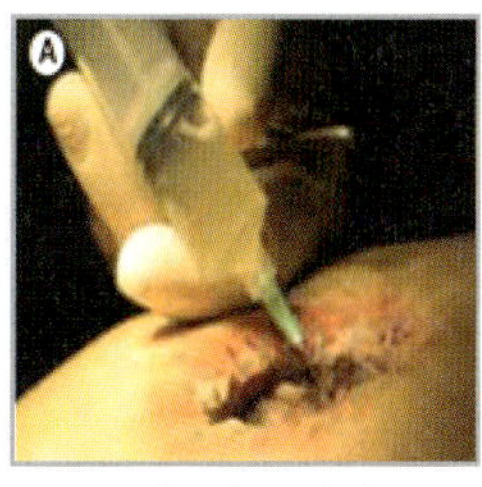

1.68×10⁸ 세포 이식(방사선 화상 90일 경과)

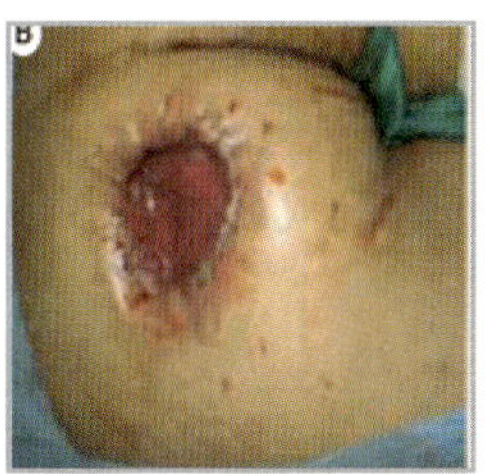

인공피부로 드레싱

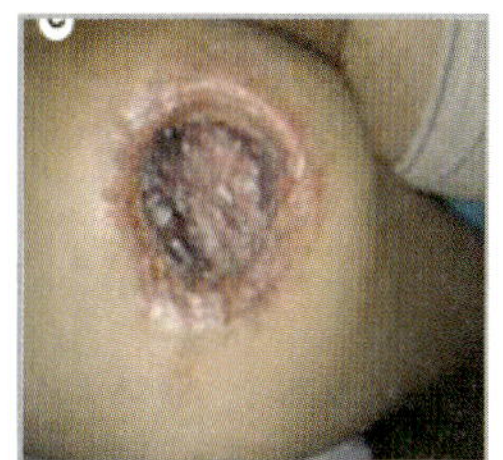

세포 이식 9일 후

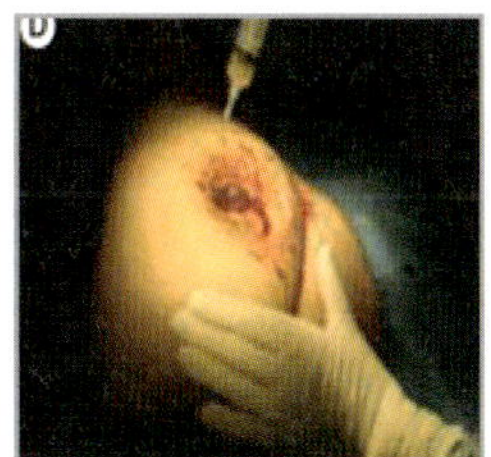

2.26×10⁸ 세포 이식(방사선 화상 99일 경과)

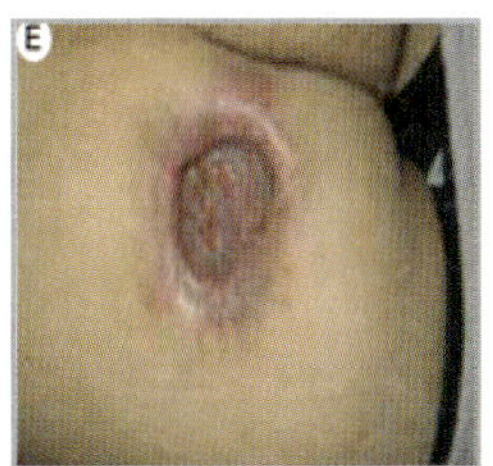

2차 세포 이식 10일 후(방사선 화상 109일 경과)

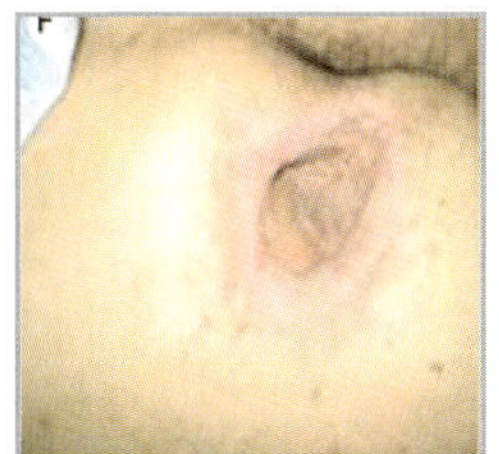

2차 세포 이식 66일 후(방사선 화상 165일 경과)

출처 : *Regen Med.* 2007;2(5):785-794

줄기세포를 이용한 치료 사례는 최근 급속도로 많이 보고되고 있다. 심장병, 뇌질환, 간질환, 대사질환, 자가면역질환, 척추손상, 암 그밖에 골절, 연골 재생, 피부 재생 분야에 광범위하게 줄기세포가 사용되고 있으며, 그 효능도 충분한 의미를 가질 만큼 뛰어난 편이다.

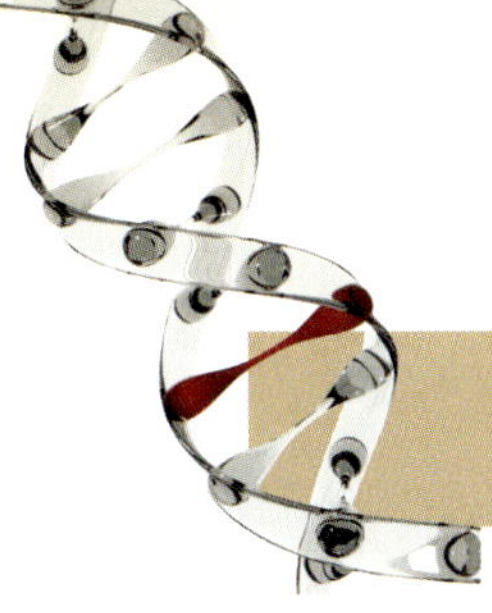

04 줄기세포의 증식 배양

줄기세포는 미분화 상태로 자가 증식이 가능하고 다른 조직의 세포로 다중 분화될 수 있는 세포로 우리 몸의 많은 조직에 존재하고 있다. 그러나 현재 줄기세포의 능력과 필요성에 너무 초점을 맞추다보니 정말 중요한 것을 놓치고 있었다. 아무리 효과 좋은 치료법이라고 하더라도 그 재료가 되는 줄기세포가 없다면 지금까지 했던 모든 이야기는 공염불이 될 가능성이 높다.

실제 인체에서 추출 분리된 줄기세포의 수는 질환을 치료할 때 필요로 하는 양에 비해 매우 적으며, 말초혈액 유래 줄기세포를 제외한 다른 공급원의 줄기세포는 매번 다시 추출하는 것이 사실상 어렵다. 제대혈은 일생에 단 한 번 추출할 수 있을 뿐이고, 질병이 걸린 환자의 경우에는 줄기세포가 손상되지 않았다는 보장도 없다. 또한 노화가 진행되면서 인체 내에 존재하는 줄기세포의 효율이나 분화 능력이 떨어진다는 사실을 여러 연구 사례를 통해 알게 되었다.

줄기세포 연구자들은 정제된 영양분이 포함된 세포 배양액에서 지속적인 계대배양(세포의 대를 계속 이어서 배양하는 방법) 방법을 사용하여 줄기세포의 수적 증식을 유도하였다. 이러한 배양 방법은 오랜 배양 시간이 요구되며, 미분화된 줄기세포가 증식하면서 점차 분화된 줄기세포의 수도 같이 증가하게 된다. 분화된 줄기세포는 점차 본래의 성질을 잃고 특정 세포로 분화되려는 성격을 갖게 된다. 특정 질환 치료에 특정하게 분화된 줄기세포 치료제가 요구되기도 하지만, 어떤 질환에서는 미분화된 줄기세포 치료제가 요구되기도 한다. 따라서 줄기세포를 증식할 때에 줄기세포의 미분화 상태를 유지하면서 줄기세포의 특성을 제어할 수 있는 배양 방법의 개발이 필요한 실정이다.

: : NASA에서 개발된 생물반응기

미국항공우주국(national aeronautics and space administration, NASA)은 우주 비행 도중 미세중력이 작용하는 우주 환경에서 생물반응기(bioreactor)에 여러 가지 세포들을 배양한 결과, 지구상에서 중력의 영향을 받으면서 세포 배양을 했던 것보다 더 많은 양의 세포가 증식이 되었고, 미분화 상태를 유지하였다. NASA에서 개발된 생물반응기 내부는 일반적인 이차원적 환경이 아니라 실제 인체의 내부 환경과 유사하게 삼차원적 환경을 유지하며, 인체에 가까운 압력을 조절하였다. 삼차원적 환경에서 자란 줄기세포는 이차원적 환경에서 배양된 세포보다 안정적이고 쉽고 빠르게 증식된다.

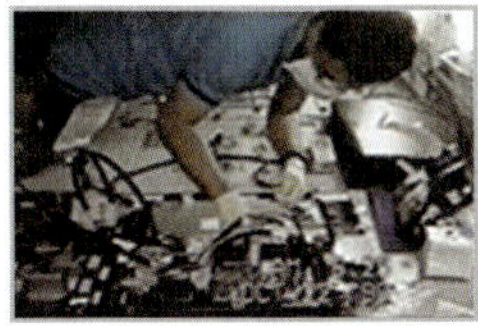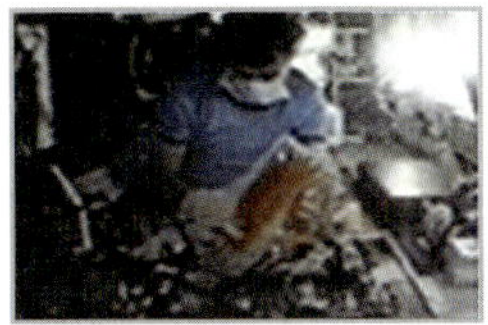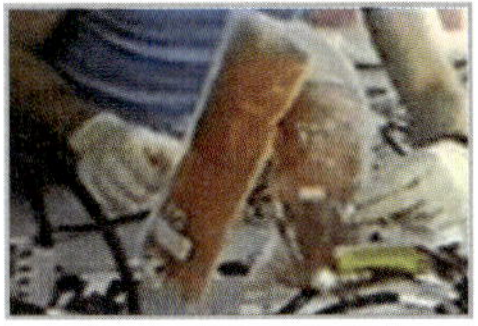

1996년에 미르 우주정거장에서 우주비행사 존 블라하(John Blaha)가 지속적인 세포 배양 실험을 위해 생물반응기에 고갈된 배양액 백(bag)을 재장착하고 있는 모습.

이 기술은 1995년에 미국식품의약국(FDA)의 승인을 받았으며, NASA는 다년간의 우주 공간에서 이루어진 실험 결과를 바탕으로 생물반응기 내에 무중력과 유사한 미세중력(일반 중력의 6분의 1 수준)을 작용시키는 생물반응기를 개발하였다.

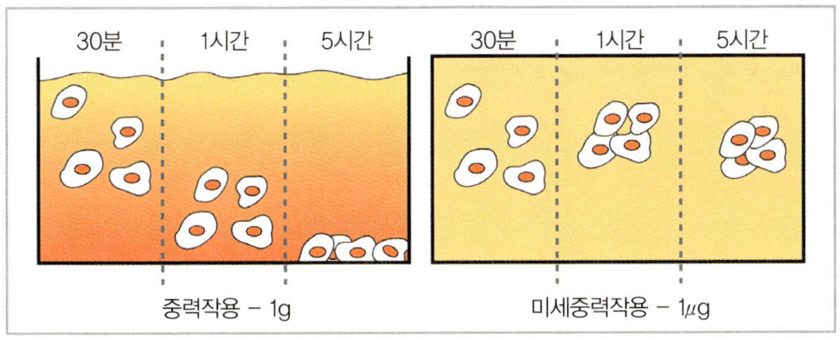

일반적으로 지구상에서 배양된 세포(왼쪽)는 중력에 의해 배양관 바닥으로 빠르게 이동하여 부착되며, NASA에서 개발된 생물반응기의 미세중력(우주 공간과 유사)에서 배양된 세포(오른쪽)는 부유된 상태에서 3차원 구조 형태를 유지하였다. NASA에서 개발된 생물반응기는 기류(turbulence)가 적어서 더 큰 삼차원 구조의 세포 집락이 이루어질 수

있다. 세포 손상을 일으키는 전단력(shear forces)을 유도하지 않으면서 새로운 영양분을 효과적으로 세포에 전달시키기 위해 천천히 혼합(gentle mixing)할 수 있도록 회전한다. NASA에서 개발된 생물반응기에서 배양된 세포들은 세포 구성 특수화(cellular organization, specialization)가 유도된다.

많은 연구자들은 NASA에서 개발된 생물반응기가 정상 조직과 암 조직의 연구에 큰 도움을 줄 수 있으며 의학에 필요한 조직이 어떻게 형성되는지 연구에 큰 기여를 할 것으로 예상하고 있다. 실제로 생물반응기는 결장, 췌장, 유방 및 난소암의 질환 모델 연구를 위해 사용되었다. 또한 여러 가지 성체줄기세포를 비롯해 연골, 골수, 심장 근육, 골격근, 췌장 세포, 간 및 신장의 세포나 조직 배양에도 사용되었다. 이러한 시도는 현재 문제가 되고 있는 장기 부족 현상을 면역 부작용이나 생체 부적합의 고통에서 벗어날 수 있는 계기를 마련할 것으로 기대되고 있다. 이런 연구의 일환으로 시행된 몇 가지 연구 결과를 살펴보자.

❶ 유방암 생성에 대한 이해

중력의 영향을 받으면서 수행된 연구에서는 유방암에 민감한 유방 상피 세포(human mammary epithelial cell, HMEC)의 성장과 결합에 대한 연구를 수행하였으며, 방사선을 조사해 유방 상피 세포의 암화(cancerous)를 유도하였다. 한편 NASA에서 개발된 생물반응기에서 56일간 유방암세포를 배양한 결과, 마이크로캐리어 비드(microcarrier beads) 표면에 3차원적으로 부착된 유방암세포가 배양되었다. 두 연구를 비교하여 유방암의 생성 기전에 대한 비밀을 밝힘으로써 유방암 치료에 대한 단초를 제공할 것으로 생각된다.

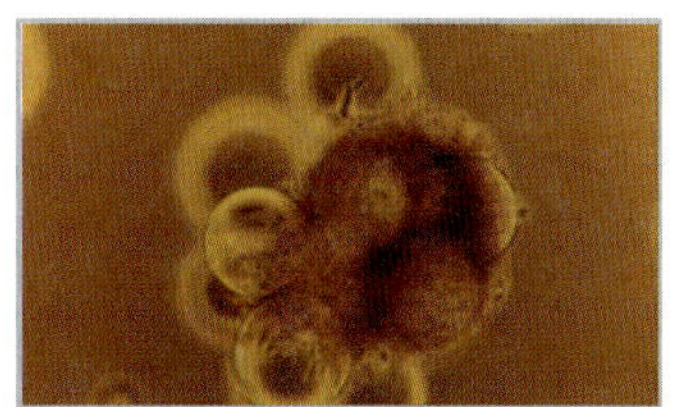

| NASA에서 개발된 생물반응기 상에서 배양된 유방암세포 관찰

❷ 대장암 생성에 대한 이해

5일간 NASA의 생물반응기에서 대장암세포를 배양한 결과, 지구에서 수행한 대조군보다 30배나 더 증식되었다. 이와 같은 결과는 여러 번에 걸쳐 재확인되었으며, 인간의 암에서 발견되는 구조와 매우 유사한 구조를 형성하였다.

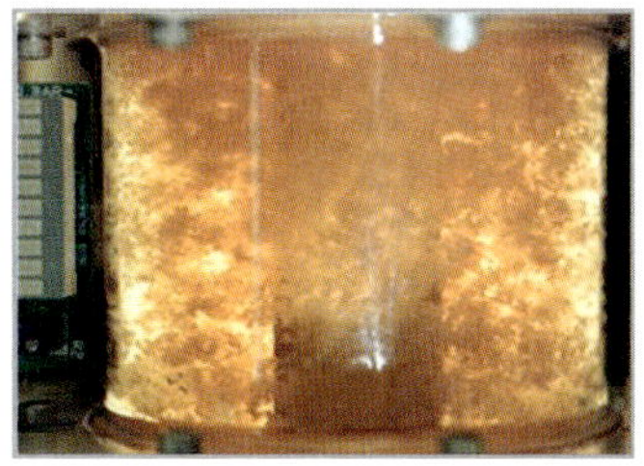

| NASA에서 개발된 생물반응기에서 배양되고 있는 대장암세포

대장암세포의 삼차원적 구조 형성에 대한 비밀을 풀고자 미세중력이 작용하는 NASA의 생물반응기에서 배양한 대장암세포와 기존의 일반 중력 상태에서 배양한 대장암세포를 비교하였다. 그 결과, 미세중력 상태에서 배양한 대장암세포는 인체에서 발견되는 대장암조직과 더 유사하였고 더 큰 세포 덩어리를 형성하였다. 이와 같은 대장암 유사조직의 생성과정 연구는 대장암 생성에 대한 비밀을 밝힐 수 있을 것이다.

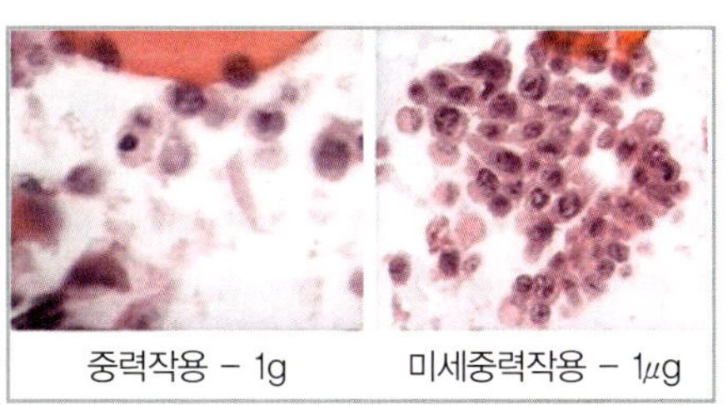

| 배양 환경에 따른 대장암세포 증식 비교

❸ 전립선암 생성에 대한 이해

버지니아(Virginia) 대학의 릴랜드 청(Leland Chung) 박사는 생분해가 가능한 플라스틱 격자틀(lattice)에 전립선암세포를 부착하여 NASA의 생물반응기에서 배양한 결과, 전립선암괴와 유사한 구조를 관찰할 수 있었다.

NASA에서 개발된 생물반응기는 무중력과 유사한 환경을 조성하여 여러 가지 세포 및 조직을 비롯해 성체줄기세포를 배양할 수 있기에, 여러 가지 질환 모델을 연구할 수 있다. 또 성체줄기세포 치료제 제조에서 남아 있는 문제점인 줄기세포의 증식 배양 및 줄기세포 분화에 대한 문제를 해결할 수 있을 것이다.

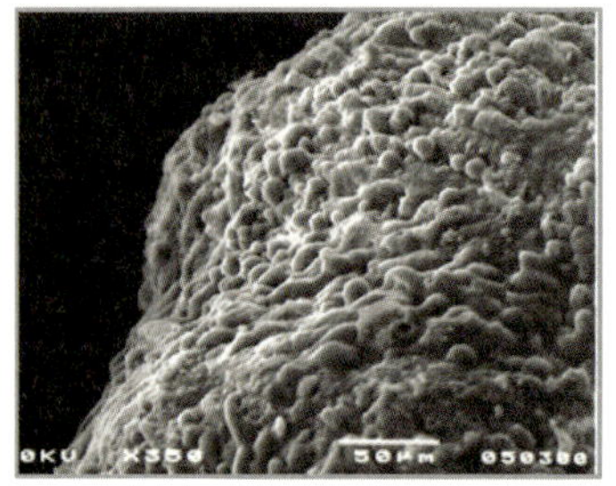

| NASA에서 개발된 생물반응기에서 배양된 전립선암세포

❹ 심장조직 배양에 대한 이해

MIT의 리사 프리드(Lisa Freed)와 분야크 노바코비치(Vunjak-Novakovic)는 손상된 심장의 치료에 사용할 패치를 개발하기 위해 심장근육조직 형성을 공학적으로 접근하였다. 이를 위해 어린 동물에서 채취한 심장세포를 삼차원 구조를 가진 비계(scaffold)에 부착한 후 NASA의 생물반응기에서 배양하였다. 그 결과 세포들은 탈착되지 않았고 약 1주일 후에 기능을 가진 조직단편과 같은 형태로 발달하였다. 이를 투과전자현미경으로 관찰한 결과 심장조직의 중요 표식이 나타나는 것을 관찰하였다. 이 결과는 인공심장 개발에 새로운 전기를 마련

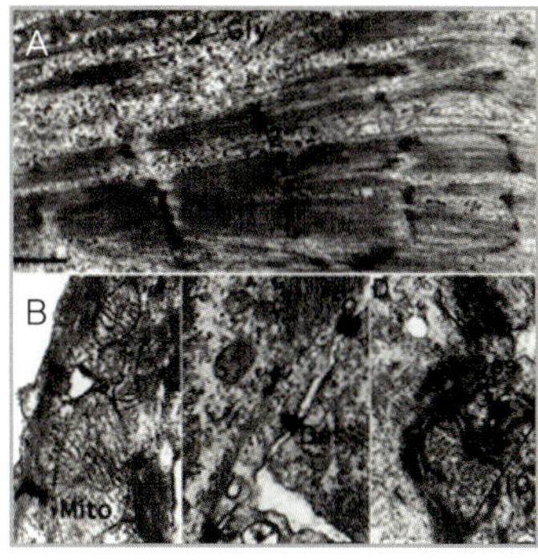

(A) 잘 조직화된 근필라멘트(well-organized myofilaments, Mfl), z-lines (Z), 풍부한 글리코겐 과립(glycogen granules, Gly), (D) 사이원반 (intercalcated disc, ID)와 데스모좀(desmosomes, DES).

할 수 있을 것이다.

❺ 신장세포 배양에 대한 이해

중력의 영향을 받는 일반적인 배양(conventional culture) 방법으로 신장에서 분리한 신장 세관 세포(proximal kidney tubule cells)를 배양한 결과, 미세융모(apically oriented microvilli)와 같은 형태가 생성되지 않았다. 하지만 NASA에서 개발된 생물반응기에서 신장세포를 배양한 결과, 미세융모를 가진 구 형태가 형성되었으며, 임상적으로 유용한 호르몬이 합성되었다.

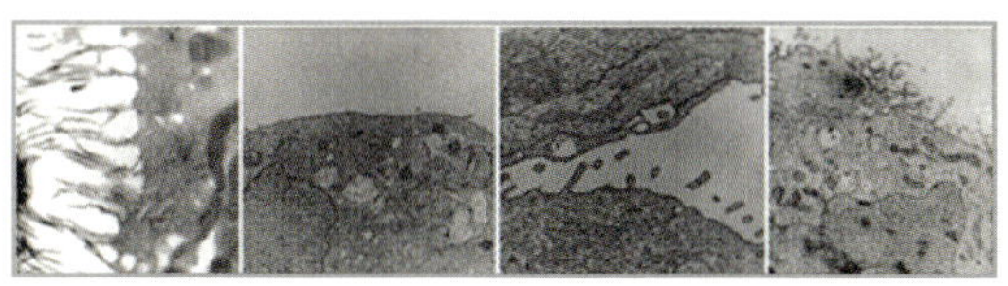

이러한 신장 조직의 형태 발생은 기능 회복과 연결되기에 신장질환

의 치료제를 연구하는 데 매우 중요한 자료가 될 것이다.

: : NASA 생물반응기의 특징 및 기술 이전

현재 개발된 생물반응기는 미국 애스트롬(Aastrom)사의 리플리셀(Replicell™), 바이오스피어릭스(BioSpherix)사의 엑스비보(Xvivo), 카디언BCT(CardianBCT)사의 CES(Cell Expansion System), 파이버셀시스템스(FiberCell™ Systems)사의 할로우 파이버 리액터(Hollow Fiber Bioreactor), 영국 노바테라(NovaThera)사의 노바팟(NovaPod™), 독일 DASGIP사의 셀펌프로(Cellferm-pro®), 젤워크(Zellwerk GmbH)사의 제트 알피 바이오리액터(Z® RP Bioreactor), 이스라엘 플루리스템 라이프 시스템(Pluristem Life Systems)사의 플루릭스 바이오액터(Plurix™ Bioreactor), 한국 바이오트론(BioTron)사의 토티셀(TotiCell®) 등이 있다. 그러나 개발된 생물반응기들은 기존 배양 방식인 플레이트를 이용한 배양 방식을 벗어나지 못해 대량생산이 불가능하거나 태반, 지방, 골수 등으로부터 얻어진 기질세포에 따른 동종 이식 시, 이식편대숙주병(graft-versus-host disease, GVHD: 타인의 면역세포가 숙주를 공격하는 병)을 야기할 수도 있어서 증식 방법에 대한 한계점을 드러내고 있다.

NASA에 의해 개발된 생물반응기는 위에서 언급된 다른 생물반응기와는 달리 인체와 유사한 배양 환경을 제공하여 성체줄기세포의 증식뿐만 아니라 인공장기의 생산에 대해서도 새로운 장을 열었다고 평가된다.

NASA의 생물반응기와 관련된 특허와 기술들은 2002년 미국 리제네텍(Regenetech)사에 이전되어 인트리퓨지 셀엑스펜션(Intrifuge CellXpansion™)으로 재개발되었으며, 현재 여러 임상 연구와 전임상 연구가 진행되고 있다. 2002년 미국 앤더슨 박사 암센터(M.D. Anderson Cancer Center)는 인트리퓨지 셀엑스펜션에서 배양된 성체줄기세포를 이용하는 위탁연구 협약을 체결하였으며, 미국 텍사스 및 남미 심장치료기관과 임상실험을 수행하였다. 또한 2007년 존스 홉킨스(Johns Hopkins) 병원은 당뇨병 치료제 개발 연구를 위해 배양된 성체줄기세포 공급계약을 체결하였고, 말초혈액 유래 줄기세포 증식에 성공하였다.

이와 관련된 기술 및 특허를 포함해 전반적인 성체줄기세포를 이용한 기술과 특허권이 2008년에 한국줄기세포뱅크(Korea Stem Cell Bank, KSCB)사에 이전되었다. 또한 같은 해에 그리스 바이오지니아 셀기니아(Biogenea-CellGenea)사는 그리스, 이집트, 루마니아, 불가리아, 키프르스, 알바니아, 마케도니아에서의 성체줄기세포치료제 개발을 위해 기술을 이전받았다. 이밖에도 미국 바이오소닉스(Biosonex), 헬스투오(Health2O), EHSI, 하이알로즈(Hyalose) 및 멕시코 리젠비타(Regenevita)사와 연구 협약을 체결하였다.

특히, 한국줄기세포뱅크는 환자나 일반인으로부터 작은 양의 혈액이나 조직을 얻은 후 줄기세포를 채취, 보관하여 차후에 인트리퓨지 셀엑스펜션을 이용하여 증식할 계획이다. 이렇게 증식된 세포는 환자에게 다시 주입되어 치료에 사용되거나 미래를 위해 저장된다. 한국줄기세포뱅크는 세포의 양이 적다는 말초 혈액 유래 줄기세포의 단점을 새로운 배양 기술을 도입함으로써 해결하였다.

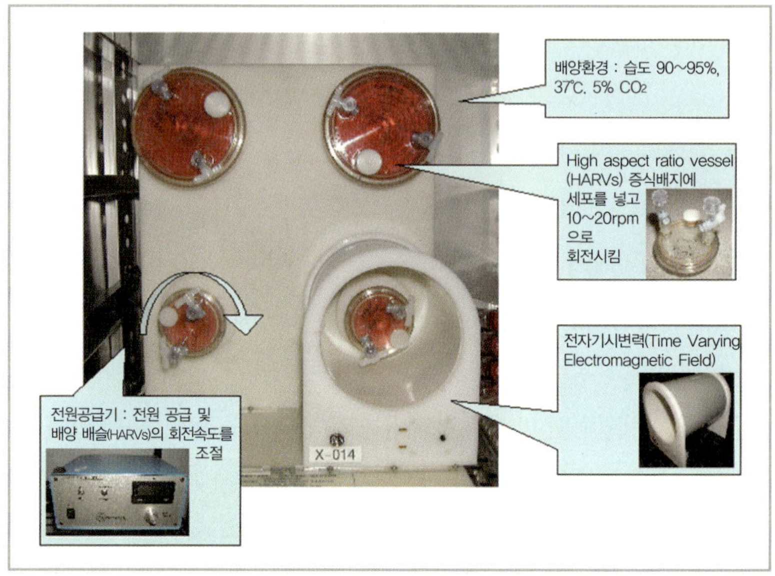

인트리퓨지 셀엑스펜션의 기반인 NASA 생물반응기를 이용하여 2006년 10월 31일 영국 뉴캐슬대학교의 니코 포래즈(Nico Forraz) 박사와 맥놀린 구킨(Colin McGuckin) 박사 연구팀은 〈타임즈〉를 통해 탯줄 줄기세포들을 생물반응기 속에 넣어 중력의 영향을 받지 않은 상태에서 배양한 결과 더 빨리 증식했으며 호르몬과 화학물질들을 첨가하여 간조직으로 전환시켰다고 발표하였다. 그 결과 체외에서 소형 간을 배양할 수 있었다. 이는 완전한 크기의 간을 만드는 첫 단계의 성공으로 볼 수 있다.

또한 2006년 일본 연구팀들은 무릎연골 결손 토끼 모델을 치료하는 연구를 하며 골수 유래 줄기세포를 초자연골조직으로 분화시키기 위해 연골 분화 유도 물질을 넣어서 이 생물반응기 안에서 배양하였다. 극미중력이 작용하는 생물반응기의 특성에 의해 세포들이 응집하여 배양됨에 따라 세포들은 더 밀착하게 되어 견고한 조직을 이룬다. 배양된 초자연골조직을 토끼 모델에 이식한 결과, 12주 후에 손상된 연골 부위가 완전히 치유되었다.

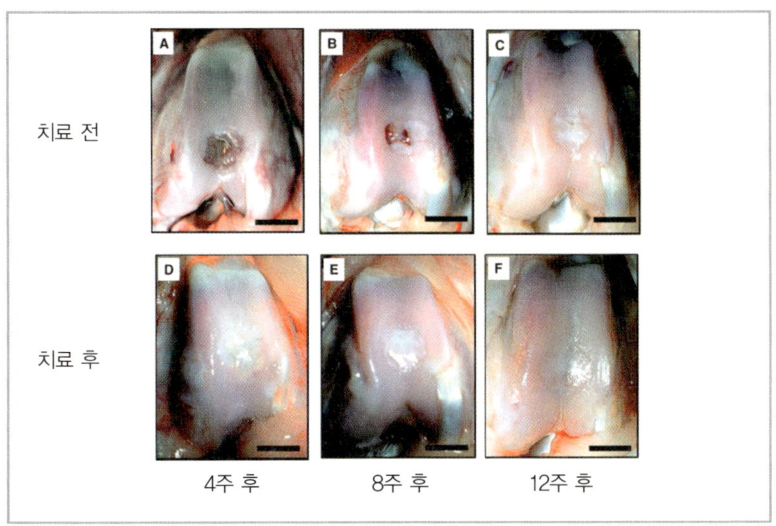

출처 : *J Orthop Res.* 2007:25:1291–1298

NASA의 생물반응기에서 배양된 여러 가지 성체줄기세포들은 암, 당뇨 등과 같은 여러 가지 난치성 질환의 치료를 위한 세포치료제를 만들거나 심장, 간, 피부 등의 조직 재생을 위해 제공될 수 있다. 이와 같은 줄기세포 증식 기술은 치료에 필요한 양의 줄기세포를 제공하는 중요한 임무를 가지고 있기에 미래에는 가장 중요한 기술로 자리 잡을 것이다.

줄기세포의 효과는 증명이 되고 있지만 실제적으로 줄기세포도 마음먹으면 언제나 채취할 수 있는 것이 아니기 때문에 이미 채취한 줄기세포를 증식시켜 사용해야 한다. 게다가 줄기세포의 특성상 배양과정에서 특성세포로 분화될 수 있기 때문에, 분화되지 않는 단계에서 증식할 방법을 찾아야 하는데, 이런 문제점을 해결한 가장 최근의 방식이 무중력에 가까운 미세중력상태에서 세포를 증식시키는 방법이다. 국내에서도 한국줄기세포뱅크가 이런 미세중력방식의 배양 기술을 도입함으로써 줄기세포의 양이 적다는 단점을 어느 정도 해결하였다.

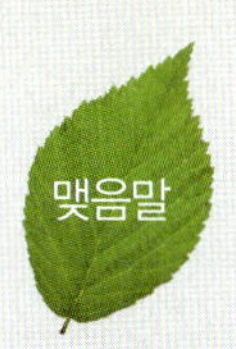

줄기세포 혁명,
미리 준비하는 사람에게 주어지는 건강 특권

미래를 준비하는 방법은 여러 가지가 있다. 금전적으로는 예금, 적금 등의 저축이 있고, 펀드나 주식 혹은 부동산에 투자하는 방법이 있다. 건강과 가족을 생각한다면 먼저 떠오르는 것이 보험일 것이다. 건강보험은 의료비를 낮추기 위해서, 생명보험은 만일에 있을 사고나 질병을 대비하여 가족의 금전적 부담을 경감해주기 위해 가입한다. 그러나 건강을 대비하는 보험이라고는 하지만 정작 병에 걸렸을 때 자기 자신의 건강을 회복시켜주는 보험은 없다. 많은 분들이 돈으로도 살 수 없는 것이 건강이라고 했는데, 대부분의 보험은 '돈'을 주는 것뿐이니 아이러니 하다.

요즘 이 책에서 소개하는 바이오 뱅크라는 개념이 주목을 받고 있다. 내 몸 속의 질환을 내 세포를 이용해서 치료한다는 개념이다. 다들 한 번씩 헌혈을 해본 경험들을 가지고 있을 것이다. 헌혈을 하면 헌혈증이라는 것을 준다. 만약 내가 사고를 당해서 급히 수혈이 필요할 때 병원에 헌혈증을 제시하면 수혈을 해준다. 그렇게 따지면 헌혈도 일종의 바이오 보험이었다. 다만 혈액은 대표적인 4가지 혈액형과 RH형 혈액형만 일치하면 수혈에 문제가 없기에 다른 사람의 피도 수혈받을 수 있었다. 그러나 우리 몸의 세포는 다른 사람과 다른 DNA와 면역체계를 가지고 있다. 다시 헌혈을 빗대어 말한다면 내 몸에 맞는 피는 내 피밖에 없다는 뜻이다. 그렇다면 어떻게 해야 할까? 헌혈증을 받는 대신 건강할 때 내 피를 보관해 두어야 하지 않을까?

그것이 바로 바이오 뱅크의 개념이다. 사람인 이상 간 따로, 신장 따로 내 몸의 기관을 따로 따로 보관할 수 있는 방법은 없다. 그래서 줄기세포를 보관하는 것이다. 줄기세포는 우리 몸의 모든 기관이나 세포로 분화할 수 있다. 골수로 들어가서는 골수세포로 분화하여 혈액을 만들고, 뼈에 들어가서는 뼈를 재생한다. 각 장기도 줄기세포를 이용하여 만들어낼 수 있다. 게다가 내 세포이기 때문에 몸속에서 거부반응도 일으키지 않는다. 불치의 병이라는 것은 우리 몸의 장기가 제 기능을 하지 못하기 때문에 발생하는 병이다. 건강한 장기를 재생할 수 있다면 불치의 병이란 말이 사라진다. 마치 꿈꾸던 세상이 열리는 소리가 들리는 듯하다.

이전에는 줄기세포 연구에 배아줄기세포를 이용했기 때문에 연구단계에서 수정란을 파괴해야 한다는 윤리의 문제가 있었다. 또 몇 년 전에 유행했던 제대혈은 일생 단 한 번만 추출할 수 있다는 단점이 있었다. 그러나 최근 한국줄기세포뱅크 등에서 행하는 연구가 발달함에 따라 성체세포에서도 줄기세포를 추출하여 배양할 수 있는 기술이 개발되었다. 현재 건강을 유지하고 있는 사람이라면 내 생명을 은행에 보관할 수 있는 길이 열렸다는 말이다. 연구가 조금 더 진행된다면 아마도 TV 홈쇼핑에서 바이오 뱅크 상품을 판매하는 것을 곧 볼 수 있을 것이다.

현재도 줄기세포치료를 통해 많은 질병을 치료하는 임상실험이 시행되고 있고, 좋은 성과도 보이고 있다. 과학이란 어떤 임계점을 넘으면 급격하게 발달하게 되어 있다. 과학뿐 아니라 대부분의 사회현상이 그렇다. 세계적인 저술가 말콤 글래드웰은 이를 손을 대면 곧 넘어가는 점이라는 뜻의 '티핑 포인트' 라는 말로 정리하였다. 지금 줄기세포 연구는 티핑 포인트에 와 있다. 이 임계점을 넘어가면 곧 급속한 발달과 함께 우리가 상상하지 못했던 새로운 시대가 열릴 수도 있다. 영생까지는 아니더라도 인류가 항상 꿈꿔왔던 '무병장수' 의 꿈이 진실로 이루질 날이 얼마 남지 않았다.

지금 이 순간, 내 몸 속에서 신비를 품고 있는 줄기세포에 조금 더 신경을 쓰는 게 미래를 진정 대비하는 일이 아닐까 하는 생각을 해보며, 이 책을 읽은 모든 이들이 좀 더 건강한 삶을 살기를 바란다.

유용한 도서와 웹사이트

도서

≪줄기세포 발견에서 재생의학까지≫ 샐리 모건, 2011.

≪바이오뱅크 입문≫ 전재필, 한복기, 2009.

≪복제양 돌리 그 후≫ 이언 윌머트, 로저 하이필드, 2009.

≪21세기의 시민-유전공학≫ 폴 다우스웰, 프랭클린 와츠, 2004.

≪유전공학-사실≫ 샐리 모건, 에번스 브라더, 2002.

웹사이트

교육과학기술부 http://www.mest.go.kr

국가 암정보 센터 http://www.cancer.go.kr

다국적 온라인 백과사전 http://www.wikipedia.org

대한줄기세포치료학회 http://www.stemtx.co.kr

미국 국립 보건원(NIH) http://www.nih.gov

미국 국립생물정보센터 http://www.ncbi.nlm.nih.gov

미국 항공 우주국(NASA) http://www.nasa.gov

보건복지부 http://www.mw.go.kr

식품의약품안전청 http://www.kfda.go.kr

임상시험현황 http://www.clinicaltrials.gov

한국공업화학회 http://www.ksiec.or.kr

한국줄기세포학회 http://www.stem-cell.or.kr